LES ACTUALITÉS MÉDICALES

La Technique Histo-Bactériologique moderne

Procédés nouveaux — Méthodes rapides

LES ACTUALITÉS MÉDICALES

Collection de volumes in-16, de 96 pages, cartonnés. Chaque volume : 1 fr. 50

La Cure de Déchloruration, par les Drs Widal et Javal.
Le Rein mobile, par le Dr Legueu, agrégé à la Faculté de Paris.
Mouches et Choléra, par le Pr Chantemesse et le Dr Borel.
Moustiques et Fièvre jaune, par le Pr Chantemesse et le Dr Borel.
Le Diabète, par le Professeur Lépine, 2 vol.
Le Cytodiagnostic, par le Dr Marcel Labbé, médecin des hôpitaux de Paris.
Le Sang, par le Dr Marcel Labbé, médecin des hôpitaux de Paris.
L'Appendicite, par le Dr Aug. Broca, agrégé à la Faculté de Paris.
Diagnostic de l'Appendicite, par le Dr Auvray, agrégé à la Faculté de Paris.
Les Rayons de Röntgen et le Diagnostic de la Tuberculose, par le Dr A. Béclère, médecin de l'hôpital Saint-Antoine.
Les Rayons de Röntgen et le Diagnostic des Affections thoraciques non tuberculeuses, par le Dr A. Béclère.
Les Rayons de Röntgen et le Diagnostic des Maladies internes, par le Dr A. Béclère.
La Radiographie et la Radioscopie cliniques, par le Dr L.-R. Regnier.
La Mécanothérapie, par le Dr L.-R. Regnier.
Radiothérapie et Photothérapie, par le Dr L.-R. Regnier.
Cancer et Tuberculose, par le Dr Claude, médecin des hôpitaux.
La Diphtérie, par les Drs H. Barbier, médecin des hôpitaux, et G. Ulmann.
La Grippe, par le Dr L. Galliard, médecin de l'hôpital Saint-Antoine.
Chirurgie des Voies biliaires, par le Dr Pauchet.
Les Myélites syphilitiques, par le Dr Gilles de la Tourette.
Le Traitement de l'Epilepsie, par le Dr Gilles de la Tourette.
Les Etats neurasthéniques, par le Dr Gilles de la Tourette, 2e *édition*.
La Psychologie du Rêve, par Vaschide et Piéron.
Les Glycosuries non diabétiques, par le Dr Rocque.
Les Régénérations d'organes, par le Dr P. Carnot, agrégé à la Faculté.
Le Tétanos, par les Drs J. Courmont et M. Doyon.
La Gastrostomie, par le Dr Braquehaye, agrégé à la Faculté de Bordeaux.
Les Albuminuries curables, par J. Teissier, professeur à la Faculté de Lyon.
Thérapeutique oculaire, par le Dr F. Terrien.
Le Traitement de la Syphilis, par le Dr Emery, 2e *édition*.
La Fatigue oculaire, par le Dr Dor.
Les Auto-intoxications de la grossesse, par le Dr Bouffe de Saint-Blaise, accoucheur des hôpitaux de Paris.
Le Rhume des Foins, par le Dr Garel, médecin des hôpitaux de Lyon.
Le Rhumatisme articulaire aigu en bactériologie, par les Drs Triboulet, médecin des hôpitaux, et Coyon.
Le Pneumocoque, par le Dr Lippmann.
Les Enfants retardataires, par le Dr Apert, médecin des hôpitaux.
La Goutte et son traitement, par le Dr Apert, médecin des hôpitaux.
Les Oxydations de l'Organisme, par les Drs Enriquez et Sicard.
Les Maladies du Cuir chevelu, par le Dr Gastou.
Les Dilatations de l'Estomac, par le Dr Soupault, médecin des hôpitaux.
La Démence précoce, par les Drs Deny et Roy.
Chirurgie intestinale d'urgence, par le Dr Mouchet.
Chirurgie nerveuse d'urgence, par le Dr Chipault.
Les Accidents du Travail, par le Dr Georges Brouardel, 2e *édit.*
Le Cloisonnement vésical et la Division des urines, par le Dr Cathelin.
Le Traitement de la Constipation, par le Dr Froussard.
Le Canal vagino-péritonéal, par le Dr P. Villemin, chirurgien des hôpitaux.
La Médication phosphorée, par H. Labbé.
La Médication surrénale, par les Drs Oppenheim et Lœper.
Les Médications préventives, par le Dr Nattan-Larrier.
La Protection de la Santé publique, par le Dr Mosny.
L'Odorat et ses Troubles, par le Dr Collet, agrégé à la Faculté de Lyon.
Traitement chirurgical des Néphrites médicales, par le Dr Pousson.
Les Rayons N et les Rayons N_1, par le Dr Bordier.
Trachéobronchoscopie et Œsophagoscopie, par le Dr Guisez.
Le Traitement de la Surdité, par le Dr Chavanne.
Technique de l'Exploration du Tube digestif, par le Dr René Gaultier.
Les Traitements des Entérites, par le Dr Jouaust.

Corbeil. — Imprimerie Éd. Crété.

LES ACTUALITÉS MÉDICALES

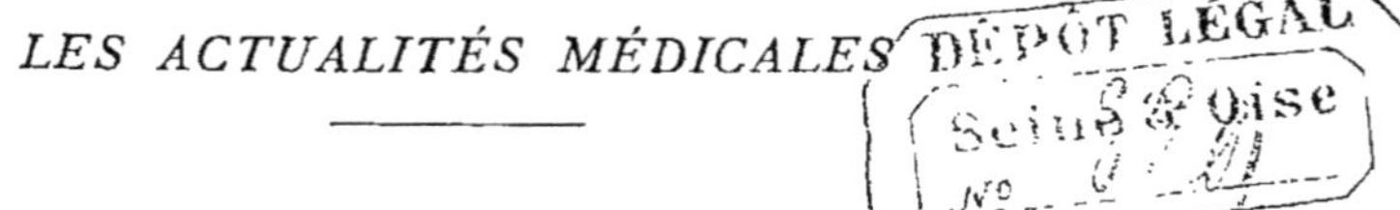

La Technique Histo-Bactériologique moderne

Procédés nouveaux — Méthodes rapides

PAR

LE Dr E. LEFAS
PRÉPARATEUR A LA FACULTÉ DE MÉDECINE DE PARIS

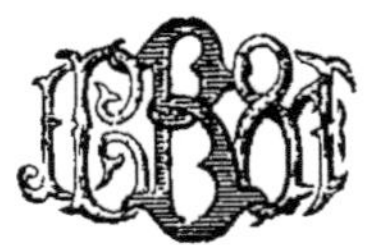

PARIS
LIBRAIRIE J.-B. BAILLIÈRE ET FILS
19, RUE HAUTEFEUILLE, 19

1906

LA TECHNIQUE
HISTO-BACTÉRIOLOGIQUE
MODERNE

INTRODUCTION

Les méthodes techniques se renouvellent sans cesse : aussi avons-nous cru utile, dans ce court exposé, de donner, parmi les plus récentes, celles qui semblent avoir une valeur durable.

De plus, il est des procédés plus anciens que tout le monde cite, mais qui sont souvent d'une application bien embarrassante, les formules se trouvant disséminées dans les revues périodiques ou dans certains ouvrages particuliers : de là des recherches et une perte de temps que nous espérons éviter en rappelant ces techniques dans cet ouvrage. Tels sont, par exemple, les procédés de recherche du tissu élastique, de la fibrine, de la dégénérescence amyloïde, etc.

Il en est de même pour les formules des innombrables fixateurs ou liquides conservateurs, dont tout le monde connaît le nom et dont beaucoup ignorent la formule exacte.

Il n'est pas jusqu'aux procédés d'inclusion qui échouent souvent, faute d'une technique réglée. De plus, depuis quelque temps, les procédés de congélation ont été remis en honneur, depuis que l'on a constaté que le seul obstacle à l'obtention de bonnes coupes résidait dans ce fait que l'on coupait des fragments frais, alors qu'il est de toute nécessité de les fixer au préalable : on obtient ainsi en peu de temps des coupes avec colorations durables, qui ne le cèdent en rien aux meilleures coupes à la celloïdine. Le lecteur nous saura gré, nous l'espérons, d'avoir développé ce point particulier de la technique histologique.

Il n'est pas de petits détails en ce qui concerne certaines colorations, par exemple celles du sang ou de certains parasites récemment découverts, tels que les spirochètes de la syphilis, dont on ne trouvera les divers procédés exposés ici. Nous avons cru bon d'y joindre certaines recherches, par exemple celle du bacille de Koch, si mal pratiquée d'habitude, malgré son ancienneté, faute d'une technique rigoureuse.

E. L.

I. — MÉTHODES APPLICABLES AUX DIVERS TISSUS.

1. — MÉTHODES DE FIXATION.

Dans l'exposé de ces procédés, nous ferons précéder d'un astérisque les méthodes fixatrices qui nous semblent préférables pour la pratique des sections à la congélation.

1. — * Formol.

Le formol du commerce est titré à 40 p. 100 : c'est le formol pur ; aussi, lorsque l'on dit solution de formol à 5 ou 10 p. 100, il s'agit de 5 ou 10 centimètres cubes de la solution commerciale précédente ajoutés à 100 centimètres cubes d'eau ordinaire : c'est, en effet, toujours en solutions aqueuses que doit être utilisé le formol ; l'eau ordinaire suffit, et il n'est pas utile d'employer l'eau distillée.

La meilleure solution de formol est celle à 10 p. 100, soit 100 centimètres cubes pour 1 litre d'eau. La fixation est obtenue au bout d'un minimum de six heures; mais, pour avoir de belles préparations, il convient de n'opérer les sections qu'au bout de vingt-quatre ou de quarante-huit heures.

Pour la congélation, on la pratique sur les fragments tirés directement du formol ; pour les autres inclusions, les pièces sont placées directement dans l'alcool à 90°, puis dans l'alcool absolu en dernier, seulement lorsque la consistance de morceaux paraît suffisante.

Un séjour de quinze jours à un mois dans le formol n'altère pas les pièces au point de vue histologique : nous avons même coupé des pièces ayant plus de six mois de séjour dans le fixateur et obtenu de très belles préparations.

2. — * Liquide de Bouin.

Ce fixateur, très estimé, a la formule suivante :

Formol	10 cent. cubes.
Solution aqueuse saturée d'acide picrique (1)	30 —
Acide acétique cristallisable	2 —

Les bonnes fixations sont obtenues au bout de vingt-quatre à quarante-huit heures. Si l'on veut congéler, laver les fragments à l'eau courante pendant une ou deux heures, ou encore les placer vingt-quatre heures dans une solution de formol à 5 ou 10 p. 100, dans un grand cristallisoir.

Si l'on désire pratiquer des inclusions, placer directement les fragments au sortir du liquide de Bouin dans l'alcool à 70° (2) durant deux ou trois heures, puis de là dans l'alcool à 90° durant un temps nécessaire pour compléter le durcissement. Ensuite finir par l'alcool absolu.

3. — * Liquide de Müller.

Bien que constituant un fixateur ancien, nous le citons ici, car il répond à des indications spéciales.

(1) Dans une quantité d'eau froide ou chaude, verser de l'acide picrique en poudre. Si, au bout de vingt-quatre heures, il reste de l'acide, la solution est saturée.

(2) 74 volumes d'alcool absolu pour 26 volumes d'eau distillée.

Sa composition est :

Bichromate de potasse pulvérisé..	20 grammes.
Sulfate de soude	10 —
Eau chaude..................	1 litre.

Laisser refroidir.

La fixation s'obtient en quarante-huit heures à trois jours. On lave alors les pièces durant deux heures à l'eau courante. On peut alors congeler : sinon employer l'alcool à 90° jusqu'à durcissement (renouveler). Alcool absolu.

4. — * Liquide de Politzer.

Voici sa formule :

Liqueur de Müller..	250 cent. cubes.
Formol à 10 p. 100............	500 —

Fixer huit jours. Laver deux heures à l'eau courante. Congélation ou alcool. C'est un très bon fixateur, durcissant peu les pièces (os).

5. — * Liquide de Foa.

C'est un excellent fixateur des organes hématopoiétiques. Voici sa composition :

Liquide de Müller.............	100 cent. cubes.
Sublimé......................	2 grammes.

Fixer vingt-quatre à quarante-huit heures. Laver deux heures à l'eau. Employer alors la congélation ou l'alcool à 90°, etc.

6. — * Liquide de Tellyniescky.

Très bon fixateur, égal au Bouin :

Bichromate de potasse.........	3 grammes.
Eau..........................	100 cent. cubes.
Acide acétique cristallisé......	5 —

Les petits objets sont fixés en trente-six à quarante-huit heures.

Laver abondamment.

Congélation après léger durcissement complémentaire au formol à 10 p. 100, si besoin ; — ou bien alcool à 90°, puis inclusion.

7. — * Sublimé.

Il s'emploie avec ou sans adjonction d'acide acétique.

Le sublimé simple peut ainsi s'employer :

Sublimé	7gr,50
Chlorure de sodium	0gr,50
Eau distillée	200 cent. cubes.

ou bien avec l'acide acétique, suivant la formule suivante (*liquide de Mayer*) :

Sublimé	7 grammes.
Eau distillée	100 cent. cubes.
Acide acétique cristallisable	1 —

ou bien :

Sublimé	3gr,50
Eau distillée	100 cent. cubes.
Acide acétique	1 —

ou encore selon la formule suivante qui nous est personnelle :

Sublimé	āā 4 grammes.
Acide acétique cristallisable	āā 4 grammes.
Eau distillée chaude	100 cent. cubes.

Laisser refroidir.

Ou bien encore la formule suivante bien connue (*liquide de Zenker*) :

Sublimé	50 grammes.
Eau distillée	500 cent. cubes.

Dissoudre à chaud.

Au moment de l'emploi, ajouter 3 p. 100 d'acide acétique cristallisable.

Les fragments séjournent de six à douze heures dans ces solutions. On lave à l'eau courante durant deux heures.

On peut alors congeler : dans ce cas, on reçoit les coupes dans l'alcool à 90° iodé (addition de cristaux d'iode métallique jusqu'à teinte jaune brun clair, ou encore dans la solution de Gram :

Eau distillée....................	100 cent. cubes.
Iodure de potassium..........	2 grammes.
Iode métallique...............	1 gramme.

Sinon on passe dans l'alcool iodé après lavage : si le lendemain cet alcool est décoloré, on le renouvelle. Lorsqu'il ne se décolore plus, on peut, si le durcissement est suffisant, placer les pièces dans l'alcool absolu ordinaire (non iodé).

Ou bien encore faire agir l'alcool iodé sur les coupes, une fois celles-ci pratiquées.

L'addition d'iode permet la dissolution des précipités occasionnés souvent par le sublimé, employé surtout en solution forte.

8. — Liquide de Gilson.

Fixateur délicat dont voici la formule :

Sublimé.......................	4 grammes.
Acide acétique...............	20 —
Alcool absolu en solution aqueuse à 60 p. 100................	100 cent. cubes.
Eau distillée..................	880 —

Laisser le même temps que pour le sublimé.

Laver à l'eau.

Au besoin employer l'alcool iodé s'il y a des précipités.

9. — Alcool.

Alcool à 90°.

Les fragments sont fixés en quarante-huit heures à trois jours. On renouvelle l'alcool si le durcissement est insuffisant. Alors on place dans l'alcool absolu. La congélation réussit mal après fixation à l'alcool ; néanmoins un lavage d'une ou deux heures à l'eau courante, suivi d'un court séjour de quelques heures dans une solution de formol à 10 p. 100, permet les sections.

Alcool acétique au sublimé.

Alcool absolu	āā volumes égaux.
Acide acétique	
Chloroforme	
Sublimé	A saturation.

Excellent fixateur. Même temps que pour le sublimé.

Laver à l'alcool jusqu'à disparition de l'odeur acide. Employer l'alcool iodé, s'il y a des précipités.

10. — * Acide osmique.

La meilleure formule est la suivante, d'après notre pratique (*liquide de Marchi*) :

Solution aqueuse (1) à 1 p. 100 d'acide osmique	1 partie.
Liquide de Müller	2 parties.

Séjour de trois à quatre jours (renouveler dans l'intervalle si le liquide se trouble).

(1) On prend un tube de verre renfermant 1 gramme d'acide osmique : on le place dans un flacon de verre jaune ou bleu. On ajoute 50 ou 100 centimètres cubes d'eau distillée (suivant qu'on désire une solution à 2 ou 1 p. 100) ; on bouche, on agite pour briser le tube. Laisser reposer vingt-quatre heures.

Ou bien encore :

Solution aqueuse à 1 p. 100 d'acide osmique.

Séjour de quarante-huit heures.

Ou bien une solution (*liquide de Flemming*) beaucoup trop vantée :

Solution aqueuse à 1 p. 100 d'acide chromique...........	15 cent. cubes.
Solution aqueuse à 2 p. 100 d'acide osmique.............	4 —
Acide acétique cristallisable.....	1 —

Fixer durant trente-six à quarante-huit heures.

Dans tous les cas, on lave à l'eau courante deux heures; on congèle, ou on pratique les inclusions après passage par les alcools.

11. — * Liquide d'Hermann.

Il convient aux fines structures nucléaires. Voici sa formule :

Solution aqueuse de chlorure de platine à 1 p. 100.............	15 cent. cubes.
Solution aqueuse à 2 p. 100 d'acide osmique.....................	4 —
Acide acétique cristallisable.....	1 —

Même temps de fixation et mêmes manipulations que pour le Flemming.

12. — * Liquide de Lindsay-Jones.

Supérieur au Flemming ou à l'Hermann. Même temps et même technique. Voici sa formule :

Solution aqueuse à 2,50 p. 100 de bichromate de potasse........	70 cent. cubes.
Solution aqueuse à 2 p. 100 d'acide osmique.............	10 —
Solution aqueuse à 1 p. 100 de chlorure de platine...........	15 —

Ajouter au moment de s'en servir 5 centimètres cubes p. 95 d'acide acétique ou formique.

13. — Liquide de Van Gehuchten-Sauer.

Les fragments très petits sont placés dans le liquide suivant :

Alcool absolu..................	30	cent. cubes.
Chloroforme pur anesthésique..	60	—
Acide acétique cristallisable....	10	—

Fixer durant trois heures. De là porter directement les morceaux dans l'alcool absolu.

2. — MÉTHODES DE SECTION ET D'INCLUSION.

Après avoir décrit les méthodes de congélation, nous donnerons quelques détails sur les procédés d'inclusion à la celloïdine et à la paraffine.

1. — Congélation.

Qu'on la pratique d'une façon ou de l'autre, il convient de faire ici certaines remarques applicables dans tous les cas.

Les fragments peuvent être très larges, très étendus en surface, mais leur épaisseur ne doit pas dépasser 5 à 6 millimètres. La congélation doit être poussée à fond : on l'arrête alors et l'on attend le temps nécessaire ; les coupes ne doivent pas s'égrener en poussière, mais se couper dans toute leur étendue. D'habitude elles sont roulées : mais, une fois déposées dans un cristallisoir renfermant de l'eau, elles s'y déploient d'elles-mêmes.

Le fragment doit être attaqué par le rasoir perpendiculairement à une de ses *faces*.

Les fragments doivent toujours être préalablement fixés.

Ces derniers pourront avoir la largeur en surface que l'on voudra, mais ne devront pas dépasser 5 millimètres, soit un demi-centimètre d'épaisseur; au moment d'opérer, on peut encore diminuer cette épaisseur et régulariser les deux surfaces.

Voici, dans l'ordre de préférence, les fixateurs appropriés :

1. Formol à 10 p. 100 ;

2. Liquide de Bouin ; liquide de Renaut ;

3. Liquide de Müller, de Foà ; sublimés ; liquides osmiques.

4. Alcool ou fixateurs alcooliques.

Il n'est pas utile, au contraire, de laver les fragments sortant du formol à 10 p. 100 ; pour les autres, après lavage, on les remettra quelques heures, une heure au moins, dans le formol à 10 p. 100. Dans le cas d'emploi de l'alcool, on en débarrassera bien les fragments par le lavage à l'eau ; puis on procédera au passage dans le formol à 10 p. 100.

Si l'on emploie le formol, on peut couper au bout de six heures, mais vingt-quatre à quarante-huit heures de séjour donnent de bien meilleurs résultats.

a. **Congélation sans microtome spécial.** — C'est un moyen praticable à défaut d'un matériel approprié. Mais les surfaces de fragments ne doivent guère dépasser 5 à 8 millimètres de côté.

On se sert d'un microtome quelconque, de préférence le microtome à paraffine à bascule (Rocking) ou le « Minot ».

On dispose le fragment dans quelques gouttes de la solution de formol, sur le porte-objet métallique, placé à plat. On dirige sur lui le jet d'un siphon de chlorure de méthyle : la congélation complète obtenue, on adapte le porte-objet et on fait manœuvrer le rasoir.

Les coupes sont reçues dans l'eau ordinaire, où elles se déroulent seules.

b. **Microtomes divers à congélation.** — Ce sont des microtomes à traîneau de Yung, Reichert, Cogit, ou des microtomes à paraffine, munis d'un porte-objet creux (platine) dans lequel arrive le gaz réfrigérant. On dépose le fragment sur le porte-objet spécial, dans quelques gouttes de la solution de formol. On ouvre alors l'admission du tube de chlorure de méthyle adapté par un tube à la platine, ou, si l'on se sert d'éther, on fait manœuvrer la soufflerie. La congélation obtenue, on arrête, puis on fait manœuvrer l'instrument. Les coupes sont reçues dans l'eau.

La congélation par l'éther est coûteuse et longue; le chlorure de méthyle est cher. Les surfaces des fragments ne peuvent pas être très étendues. Aussi, depuis la venue des microtomes à acide carbonique, ces procédés tombent-ils de plus en plus en désuétude.

c. **Microtomes à congélation à acide carbonique.** — Le type en est donné par le microtome de Becker ou encore celui de Miller (1), qui se fixent à la table au moyen d'une vis de pression.

Ces appareils se composent d'un levier sur lequel se fixe un rasoir spécial ou, à son défaut, un rasoir plat d'un côté. Ce levier promène, par un mouvement demi-circulaire, le rasoir au-dessus de la platine porte-objet à congélation, sur laquelle on dépose, dans quelques gouttes d'eau, le fragment à couper. Le pied de la platine est adapté à une crémaillère à mouvement automatique : un petit cliquet permet de régler l'épaisseur de la coupe (de 5 à 40 μ).

(1) MILLER, *Soc. anat.*, 1902, p. 313.

La platine de congélation repose sur une chambre métallique dans laquelle arrive le gaz : un levier à pointeau en règle l'admission.

Le tube amenant l'acide carbonique est relié par un écrou à un de ces tubes de fer forgé que le commerce livre en location aux brasseries pour la mise en pression de la bière, et qui renferment environ 10 kilogrammes (soit environ 500 litres d'acide carbonique gazeux) de liquide carbonique.

Après avoir placé le fragment à couper sur la platine, dans quelques gouttes d'eau, on règle le cliquet d'épaisseur ; puis on amène avec une manivelle inférieure la surface du fragment au niveau du tranchant du rasoir.

On ouvre alors la vis du tube d'acide carbonique : la pièce congelée, on ferme l'arrivée du gaz et l'on exécute avec le rasoir des mouvements d'avant en arrière.

Si les coupes se déchirent, c'est que la congélation est trop forte : on attend alors quelques secondes.

Les coupes sont toujours plus ou moins roulées : sans chercher à les dérouler, on les place telles quelles dans l'eau ordinaire : elles s'y déplissent seules.

Presque tous les organes, même la rate, le poumon normal et le système nerveux, peuvent être ainsi coupés.

On trouvera plus loin certaines fixations ou colorations spéciales au système nerveux ou à la recherche du tissu élastique, de la graisse, etc., pour lesquelles la congélation constitue la méthode de coupes idéale.

2. — INCLUSION A LA CELLOÏDINE.

L'emploi du collodion devrait être rejeté, car il ne permet pas de bien graduer l'évaporation. Il a eu la faveur à l'aurore de la méthode ; mais, actuellement, il ne doit être employé qu'à défaut de celloïdine.

On peut opérer de deux façons :

Premier procédé. — Dans le premier cas, on utilise deux solutions, une faible et une forte :

CELLOÏDINE FORTE. — On découpe de petits dés dans la plaque de celloïdine, et on en introduit chaque jour quelques-uns dans un flacon à large ouverture, bouché, renfermant une quantité quelconque du mélange suivant :

Éther sulfurique pur à 65°	225 volumes.
Alcool absolu	200 —

jusqu'à consistance sirupeuse (1).

CELLOÏDINE FAIBLE. — Elle est formée de 100 volumes de celloïdine forte additionnés de 50 volumes du mélange alcool-éther précédent (2).

Une déshydratation rigoureuse des fragments est nécessaire : la pièce reste au moins quinze jours dans la solution de celloïdine faible ; puis de là les morceaux sont placés, recouverts largement de celloïdine forte, dans un cristallisoir *absolument sec* ; on laisse peu à peu, en maintenant soulevé le

(1) Ou bien encore :

Celloïdine	30 grammes.
Alcool absolu .... }	ãã 20 cent. cubes.
Éther .... }	

(2) Ou bien encore :

Celloïdine	30 grammes.
Alcool absolu .... }	ãã 30 cent. cubes.
Éther .... }	

couvercle du récipient, la dessiccation se produire : elle doit être graduelle et se faire en deux ou trois jours. On colle alors chaque fragment, isolé par des incisions avec un carré de celloïdine, sur un bouchon ou mieux un fragment carré de bois blanc : ce collage se fait à l'aide de celloïdine forte et demande quinze à vingt minutes. Le tout est alors placé vingt-quatre heures avant de couper dans l'alcool à 90° ou mieux à 80° (1).

Deuxième procédé. — On mélange parties égales d'alcool absolu et d'éther sulfurique à 65°. On ajoute ensuite chaque jour à ce liquide, renfermant les fragments à inclure, de petits dés de celloïdine. On concentre peu à peu la solution. Au bout de dix jours, on agit comme il a été dit plus haut : cristallisoir, évaporation, collage des blocs, alcool.

Nous ne décrirons pas les sections des fragments inclus à la celloïdine ou au collodion. On se sert des microtomes à traîneau de Yung, Reichert ou Cogit. Attaquer le fragment très obliquement par un de ses *angles*. Si la coupe se roule, la dérouler avant section complète à l'aide d'un pinceau imbibé d'alcool à 90°. Recueillir les coupes dans l'eau.

3. — Inclusion a la paraffine.

Il y a plusieurs façons de procéder, mais il convient, une fois pour toutes, de recommander, une fois le fragment placé dans la paraffine pure (bain définitif), d'employer si possible la trompe à eau, qui facilite la pénétration de la paraffine. Le tube de la trompe, montée elle-même sur le robinet du laboratoire, traverse la paroi de l'étuve et aboutit à

(1) Formé de 84 volumes d'alcool absolu pour 16 volumes d'eau distillée.

un bouchon de liège fermant le flacon qui renferme la paraffine et le fragment.

Premier procédé (Laboratoire de la Clinique ophtalmologique de l'Hôtel-Dieu). — La déshydratation une fois parfaite, la pièce est placée dans un tube contenant un mélange à volumes égaux d'alcool absolu et de chloroforme pur. Au bout de deux à quatre heures, la pièce, tombée au fond du flacon, est retirée et placée dans un mélange de chloroforme et de paraffine fusible à 37° à parties égales durant dix heures (étuve à 37°). De là on place successivement la pièce dans deux bains de deux heures chacun de paraffine pure fusible à 37° (étuve) ; de là, pendant une heure dans un bain de paraffine pure fusible à 44° (étuve) ; enfin durant un quart d'heure dans un bain définitif de paraffine pure fusible à 52° (étuve).

La pièce est posée dans une capsule en étain telle que celles qui servent à capsuler les bouteilles : on verse dessus la paraffine, de façon à recouvrir le fragment. Lorsque la prise est commencée, on refroidit le tout dans un cristallisoir d'eau froide. On peut couper douze à vingt-quatre heures après.

Deuxième procédé (G. Mangin). — Après déshydratation, employer le xylol jusqu'à transparence du fragment (une demi-heure à trois heures) ; de là bain à l'étuve durant une à cinq heures dans du xylol paraffiné [5 grammes d'un mélange de paraffine (1) avec 25 centimètres cubes de xylol]. De là bain de paraffine dure fusible à 52° (une demi-heure à quatre heures). Finir comme précédemment.

Troisième procédé. — La technique nous en est

(1) Mélange formé de 30 grammes de paraffine fusible à 45° et de 25 grammes de paraffine fusible à 52°.

communiquée par Bender; ce procédé est recommandable.

1° Après fixation et passage jusqu'à consistance suffisante dans l'alcool à 90°, les pièces sont déshydratées *très soigneusement* dans l'alcool absolu contenu dans des tubes placés dans des récipients fermés dont l'air est desséché par du sulfate de baryte ;

2° Les pièces sont ensuite placées dans :

Alcool absolu..............	Volumes égaux.
Xylol........................	

durant une heure ou une heure et demie (suivant volume) ;

3° Puis dans :

Xylol pur.

jusqu'à transparence parfaite des fragments ;

4° Puis dans :

Xylol........................	Volumes égaux.
Paraffine à 37°...............	

une à deux heures à la température ordinaire (suivant volume) ;

5° On les met ensuite dans :

Paraffine pure fusible à 37°.

durant une heure à l'étuve à 37° ou 38° ;

6° Puis dans :

Paraffine fusible à 45°.

une à deux heures (suivant le volume et la dureté) à l'étuve à 55°;

7° Enfin dans un mélange de paraffine à 45° et à 55° variable suivant la saison (parties égales en hiver, davantage de paraffine à 55° en été) pendant vingt à trente minutes à l'étuve à 55° ;

8° Couler dans le moule après orientation du fragment. Ne pas refroidir à l'eau, mais laisser la paraffine se solidifier doucement.

Pour les très petits objets, les temps indiqués peuvent être beaucoup réduits.

Quatrième procédé (Procédé rapide à l'huile de cèdre). — Il est dû à Bolles-Lee et est assurément le plus rapide et le meilleur, ainsi que le plus simple : il n'exige en effet que l'emploi d'une étuve réglée à 51-52° et ne donne lieu à aucune déformation des éléments cellulaires. Point n'est besoin de trompe à eau.

Il exige, outre l'étuve ou la cuve chauffante à température réglée : 1° une paraffine fondant à 50° (disons en passant qu'un mélange à parties égales d'une paraffine fondant à 45° et d'une autre paraffine fondant à 53° donne un mélange fusible à 50° ; la paraffine vieille est préférable à la récente). Dans les pays chauds, on peut être obligé d'employer une paraffine fusible à 56 ou même 60° ; — 2° de l'essence (ou huile) de bois de cèdre : elle doit être fluide, jaune clair ou mieux à reflet verdâtre d'huile d'olives fraîche.

Les objets auront en moyenne 4 millimètres sur 6 millimètres. Fixé et durci, l'objet est placé une demi-heure dans l'alcool absolu. Puis dans un tube on dépose de l'huile de cèdre en quantité suffisante pour recouvrir l'objet, et au-dessus un volume égal d'alcool absolu : l'objet est sorti de l'alcool précédent et déposé dans l'alcool absolu, qui forme une coupe supérieure dans le tube ; lorsque l'objet est tombé de lui-même dans la couche inférieure d'huile de cèdre du tube et que sa surface ne montre plus de couches brillantes réfringentes, on enlève la couche d'alcool absolu avec une pipette.

On fait fondre de la paraffine dans un verre de montre, et on y dépose l'objet durant une heure à une température *très peu* supérieure au point de fusion de la paraffine. On dépose alors l'objet dans un bain semblable de paraffine neuve durant une heure. Alors on retire l'objet et on le dépose dans un verre de montre préalablement *très légèrement* enduit de traces de glycérine et renfermant de la paraffine fondue. On fait flotter ce verre sur l'eau, et on le submerge quand la pellicule est bien formée. On découpe ensuite le bloc.

Une portion du ruban obtenu est placée sur une lame; on ajoute sur la lame de l'eau distillée avec une pipette; le ruban flotte sur cette eau. On chauffe légèrement pour faire étaler le ruban. Égoutter l'eau. Laisser vingt-quatre heures à l'étuve à 37°. Ce mode est préférable à l'emploi de l'albumine.

3. — MÉTHODES DE CONSERVATION DES PIÈCES MACROSCOPIQUES.

Le formol à 5 p. 100 constitue un mode assez avantageux et peu coûteux de conservation, bien préférable aux liquides alcooliques ou à base d'acide arsénieux; mais un grand progrès a été réalisé par l'emploi du procédé de Kaiserling, qui permet de conserver aux pièces, autant qu'il semble possible, leur aspect et leur coloration naturelle.

1. — Procédé de Kaiserling.

Les pièces, lavées superficiellement à l'eau, sont ensuite plongées durant vingt à soixante heures, suivant leur volume, dans le liquide suivant :

Formol	400 cent. cubes.
Acétate de potasse	50 grammes.
Azotate de potasse	20 —
Eau filtrée	2 litres.

De là elles sont portées directement pendant deux heures dans l'alcool absolu.

On peut employer de l'alcool absolu ayant déjà servi une fois : dans ce dernier cas, les pièces n'y séjournent qu'une demi-heure, puis sont portées pour une heure et demie dans l'alcool absolu n'ayant pas encore servi.

Enfin, pour terminer, les pièces, au sortir du bain précédent, sont immergées définitivement dans la solution suivante :

Glycérine	1 800 cent. cubes.
Acétate de potasse	900 grammes.
Eau filtrée	2 litres.

Lutter les récipients au mastic ou mieux à la gutta-percha.

Le procédé de Kaiserling est coûteux : aussi, pour les pièces peu précieuses, peut-on avoir recours au procédé plus ancien suivant, qui donne aussi de beaux résultats.

2. — Procédé de Melnikow-Razwedenko.

Immerger la pièce dans la solution de formol pur du commerce (40 p. 100) durant vingt-quatre à quarante huit-heures.

Ensuite, placer directement la pièce un jour dans l'alcool à 80°, puis un jour dans l'alcool à 90°. La pièce, qui précédemment s'était décolorée, se recolore.

Enfin troisième bain dans :

Glycérine	600 cent. cubes.
Eau filtrée	1 litre.
Acétate de potasse	300 grammes.

Conserver la pièce dans ce dernier mélange, ou encore dans l'alcool ou la solution aqueuse à 2 p. 100 de formol.

4. — MÉTHODES DE COLORATION.

Nous n'exposerons ici que les méthodes relativement récentes et pratiques :

1. — Méthode de Podwyssotzky.

La fixation au sublimé est recommandée pour l'emploi de ce procédé.

Les coupes sont alors placées durant dix minutes ou un quart d'heure dans :

Solution aqueuse saturée de rouge Magenta...........	100 cent. cubes.
Acide phénique liquide........	5 —

Décolorer ensuite *relativement* à l'alcool absolu ou à 90°.

Passer à l'eau.

Mettre alors les sections pendant quelques minutes dans la solution suivante (*solution de Cajal*) :

Solution aqueuse saturée d'acide picrique............................	1 partie.
Solution aqueuse saturée de carmin d'indigo............................	2 parties.

Passer à l'eau.

Alcool absolu. Xylol. Baume.

On a une triple coloration très délicate.

2. — Acide carminique. — Carmin d'indigo.

Après fixation et coupes, colorer cinq minutes avec le *Carmalun de Meyer* :

Acide carminique...	1 gramme.
Alun de potasse.	10 grammes.
Eau distillée	200 cent. cubes.

Dissoudre à chaud. Filtrer. Ajouter un cristal de thymol.

Laver à l'eau.

Colorer avec la solution de Cajal, durant cinq à dix minutes :

Carmin d'indigo.........	0gr,25
Eau saturée d'acide picrique...	100 cent. cubes.

Laver dans une solution faible (1/1 000 environ) d'acide acétique dans l'eau (une demi-minute). — Laver à l'eau. Alcool absolu. Xylol. Baume.

Les noyaux sont rouges, les protoplasmas bleu gris-fer ; c'est une très bonne méthode simple.

Toutes les fixations conviennent.

3. — Mélange tétrachrome.

Voir page 37.

4. — Kernschwartz.

Cette solution existe toute préparée dans le commerce (Grübler) : elle ressemble à de l'encre. Ne pas la filtrer.

C'est un colorant électif des épithéliums, colorant à la fois nucléaire et plasmatique. Les coupes ainsi traitées donnent de bonnes images pour les projections et la photo-micrographie.

Les noyaux sont noirs, les protoplasmas gris.

Les divers fixateurs conviennent.

La coloration s'obtient en un quart d'heure ; cependant, si on a fixé par une solution osmique, les coupes séjourneront vingt-quatre heures dans le colorant.

Il n'y a pas de surcharge colorante.

Laver à l'eau.

Alcool absolu. Xylol. Baume.

5. — MÉTHODE DE VAN GIESON.

On peut employer les divers fixateurs.

La coloration est stable.

On colore à l'hématoxyline la coupe, et on la place ensuite dans l'eau jusqu'à ce qu'elle ait pris une belle teinte violet foncé. On fait agir ensuite la solution suivante :

Solution aqueuse de fuchsine *acide* (*Sauer Fuchsin*) à 0gr,20 p. 100....	2 volumes.
Solution aqueuse saturée d'acide picrique..........................	1 volume.

ou bien encore la solution toute préparée de Grübler, additionnée de trois fois son volume d'eau.

Il est absolument nécessaire d'employer la fuchsine dite *acide*, sinon on a des précipités.

La solution n'a pas à être filtrée.

Les coupes séjourneront dix à vingt secondes dans ce liquide ; on les lave rapidement à l'eau, on les passe par l'alcool absolu. Xylol. Baume.

Les noyaux sont rouge brun, ainsi que les cylindraxes nerveux ; les protoplasmas sont jaunes ; certaines cellules (nerveuses) rouges ; le tissu conjonctif rouge, la myéline jaune ; la substance hyaline ou colloïde, rouge brillant.

C'est une méthode de coloration excellente.

6. — MÉTHODE DE BIONDI-HEIDENHAIN.

La fixation au sublimé est nécessaire.

On mélange :

Solution aqueuse à 8 p. 100 de vert de méthyle............	50 cent. cubes.
Solution aqueuse à 8 p. 100 d'orange G..................	100 —
Solution aqueuse à 20 p. 100 de fuchsine *acide*..............	20 —

Au moment de colorer, on mélange un volume de la solution précédente avec 50 volumes d'eau distillée additionnée de 11 gouttes d'acide acétique pour 100 d'eau.

Colorer dix minutes. Alcool à 90° (une minute). Alcool absolu (très rapidement). Xylol. Baume.

Le sang est orange ; les noyaux sont verts ; le tissu conjonctif et le protoplasma sont rouges.

7. — Méthode d'Heidenhain.

La meilleure pour la structure nucléaire. Fixer au *sublimé*, Zenker, Flemming, Bouin, Tellyniescky.

Mettre les coupes trente à soixante minutes dans :

Alun de fer (1).......	2gr,50
Eau distillée.....	100 cent. cubes.

Laver quelques instants à l'eau distillée.

Colorer dans :

Hématoxyline......	2gr,50
Eau distillée...........	100 cent. cubes.

durant trente à soixante minutes, au besoin quelques heures.

Laver dix minutes à l'eau.

Différencier (suivre au microscope) dans la solution d'alun de fer.

Laver à plusieurs eaux, ou à l'eau courante durant quinze à trente minutes.

Alcool absolu. Xylol. Baume.

(1) Il faut prendre un sulfate double d'ammoniaque et sexquioxyde, sous forme de cristaux violets.

8. — Hématoxylines.

Sans décrire la coloration bien connue et si belle de l'éosine avec hématoxyline, nous ne pouvons passer sous silence la formule des diverses hématoxylines, souvent si mal préparées.

a. **Hématoxyline de Bœhmer.** — C'est peut-être la plus sûre, et en tout cas une des meilleures.

Faire dissoudre, d'une part, 1 gramme d'hématoxyline cristallisée dans 10 centimètres cubes d'alcool absolu ; cette dissolution se fait à froid en douze ou vingt-quatre heures.

D'autre part, faire fondre à chaud 20 grammes d'alun de potasse dans 200 centimètres cubes d'eau ordinaire filtrée.

Mélanger cette seconde solution, après qu'elle est refroidie, à la première.

Abandonner le mélange, dans un petit cristallisoir découvert, à l'air et à la lumière, durant quinze jours environ. Filtrer, conserver dans des flacons bouchés. Filtrer avant chaque emploi.

b. **Hématoxyline de Delafield.** — A 400 centimètres cubes d'une solution saturée d'alun d'ammoniaque dans l'eau (environ 1 gramme pour 11 centimètres cubes), on ajoute 4 grammes d'hématoxyline cristallisée, préalablement dissoute dans 25 centimètres cubes d'alcool absolu.

On abandonne alors à l'air et à la lumière durant quatre jours ; on filtre alors, et on ajoute 100 centimètres cubes d'alcool méthylique absolu. Laisser reposer deux mois (la solution alors est foncée); filtrer alors et conserver dans des flacons bien bouchés.

Pour s'en servir, l'étendre largement d'eau. Filtrer.

c. **Hématéine de Meyer.** — 1 gramme d'hématéine est dissous à chaud dans 50 centimètres cubes d'alcool à 90°, et l'on ajoute ensuite 50 grammes d'alun de potasse dissous à part dans 1 litre d'eau distillée.

Laisser refroidir ; filtrer. Ajouter un cristal de thymol.

La solution est violet rougeâtre. Elle est prête de suite à servir.

Colorer vingt-quatre heures.

d. **Hématéine de Meyer modifiée.** — Très bonne ; préférable à la précédente.

Faire une solution de :

Hématéine (Grübler)	0gr 50
Alcool absolu.............. ...	10 cent. cubes.

Ceci fait, mélanger avec la solution suivante faite à chaud et filtrée après refroidissement :

Alun d'ammoniaque...........	5 grammes.
Eau distillée..................	100 cent. cubes.

Ce mélange se fait en versant l'hématéine goutte à goutte en remuant.

La solution est prête à employer : elle est meilleure cinq à dix jours après.

Colorer de deux à cinq minutes.

On peut la diluer avec la solution d'alun à 5 p. 100, si besoin.

On obtient une fixation plus élective du colorant sur les noyaux en opérant de la façon suivante, qui nous est indiquée par notre ami Guevara-Rajos. Au moment de colorer, on ajoute à la solution d'hématéine de Meyer 2 p. 100 d'acide acétique cristallisable. On colore durant deux à cinq minutes ; puis les coupes, qui sont rougeâtres, sont virées au bleuâtre dans l'eau changée plusieurs fois. Alcool absolu. Xylol. Baume du Canada.

e. **Hématoxyline d'Ehrlich**. — Colorant nucléaire précis pour les figures de mitoses.

On fait la solution suivante :

Eau	āā 100 cent. cubes.
Alcool absolu	
Glycérine	
Acide acétique cristallisable.	10 —
Hématoxyline cristallisable.	2 —
Alun de potasse	En excès.

Dissoudre l'hématoxyline dans l'alcool absolu, l'alun dans l'eau bouillante. Mélanger ensuite après refroidissement. On expose ce mélange à la lumière jusqu'à ce qu'il ait acquis une teinte rouge foncé. A partir de ce moment, la solution est stable.

Colorer cinq à dix minutes. Laver à l'eau.

Dans tous les cas, s'il y a hypercoloration après l'emploi d'une hématoxyline, ce qui est habituel, on décolore dans l'eau additionnée de quelques gouttes d'acide formique ou d'acide acétique. Laver bien à l'eau ensuite pour faire virer la teinte.

5. — MENSURATION DES ÉLÉMENTS.

On se sert d'un *micromètre oculaire*, instrument peu coûteux, qui offre une échelle divisée en 100 parties égales (chacune de 1/100 de millimètre) : on le place au lieu et place de l'oculaire ordinaire ; on a soin de régler la longueur du tube du microscope (depuis le pas de vis de l'objectif employé jusqu'à la surface de la lentille supérieure de l'oculaire micromètre) à une longueur de 170 millimètres, en tirant plus ou moins le tube.

On compte à combien de divisions du micromètre oculaire correspond la dimension de l'élément à mesurer ; puis on se reporte aux tables du constructeur.

Par exemple :

Une division du micromètre oculaire de E. Leitz (Wetzlar) correspond :

Avec l'objectif achrom.	1........	à 54 μ
—	2......... ..	à 28 μ
—	3...........	à 16 μ
—	4.	à 9 μ
—	5.......... .	à 4 μ 5
—	6.......... .	à 3 μ 5
—	7.......... ..	à 2 μ 7
—	8.....	à 2 μ 4
—	9....	à 1 μ 9
Avec l'immersion à eau	10.....	à 1 μ 8
Avec l'immersion à huile	1/10.........	à 2 μ 4
—	1/12...	à 1 μ 7
—	1/16.	à 1 μ 4

Soit encore : $0^{mm},054$; — $0^{mm},028$; — $0^{mm},016$; $0^{mm},009$; — $0^{mm},0045$; etc.

Les dimensions de la division du micromètre oculaire varient suivant les divers constructeurs de microscopes. Aussi doit-on posséder la table du constructeur du microscope que l'on emploie.

II. — MÉTHODES SPÉCIALES A CERTAINES RECHERCHES HISTO-BACTÉRIOLOGIQUES.

Sous ce titre, nous envisageons successivement la technique du tissu élastique, les procédés de recherche de la fibrine, de la graisse, du glycogène, du pigment ferrique. Nous renvoyons à la page 46 pour les procédés d'étude particuliers à divers tissus, tels que le système nerveux, la rétine, l'oreille interne, etc...

1. — Tissu élastique.

La recherche des fibres élastiques est actuellement entrée dans la pratique courante : elle peut être faite après diverses fixations et sur des coupes obtenues après inclusions à la paraffine ou à la celloïdine.

Néanmoins, de même que le formol constitue le fixateur idéal du tissu élastique, de même les sections à la congélation donnent spécialement pour cette étude des résultats supérieurs.

Nous exposerons les divers procédés pratiques en usage :

a. Colorant de Weigert. — C'est le procédé de choix et qui donne les images les plus belles et les plus fines ; c'est aussi le plus facile et le plus rapide.

On emploie le liquide dit *Farblosung n. Weigert f. elast. fasern*, préparé par la maison Grübler, et qui se trouve dans le commerce. Les divers échantillons de ce colorant sont inégaux : les préférables sont ceux dont le liquide est noir bleu ; ceux qui renferment un colorant rougeâtre sont inférieurs et bien moins électifs.

On peut aussi le préparer soi-même avec un peu de patience (1).

On fait alors dissoudre :

Fuchsine rubine (ou magenta)..	1 gramme.
Eau distillée	100 cent. cubes.

Puis, la dissolution une fois effectuée, on mélange au liquide suivant :

Résorcine....................	2 grammes.
Eau distillée	100 cent. cubes.

On fait alors bouillir le mélange dans une capsule de porcelaine. Puis, au moment où le mélange entre en ébullition, on y verse :

Perchlorure de fer à 30 p. 100..	25 cent. cubes.

On agite cinq minutes avec une baguette de verre. Il se forme un précipité. On laisse alors refroidir le tout, puis l'on filtre soigneusement sur bon papier-filtre : le liquide qui passe est jeté.

On met alors le filtre avec le dépôt qui s'est déposé dessus dans la capsule qui a servi à l'ébullition du mélange décrit plus haut et qui a été essuyée. Puis on y verse 200 centimètres cubes d'alcool absolu. On porte le tout à l'ébullition. On éteint, on enlève les lambeaux du filtre. On laisse refroidir. On ramène à un volume de 200 centimètres cubes avec de l'alcool absolu ; puis on ajoute

(1) Weigert, *Centralblatt f. allgemeine Pathol. u. pathol. Anat.*, 1898, vol. IX.

4 centimètres cubes d'acide chlorhydrique pur. On conserve dans un flacon bouché. Ce mélange de Weigert se conserve bien deux à trois mois. On ne filtre pas avant emploi.

S'il s'agit de coupes obtenues par congélation ou après inclusion à la celloïdine, on attire la coupe sur une lame porte-objet. On sèche avec le tablier ou du papier-filtre épais : la coupe adhère bien à a lame.

On verse du colorant de Weigert, que l'on laisse agir vingt minutes (si le colorant est assez récent).

On sèche alors de nouveau sans laver, puis on passe à l'alcool absolu ; on sèche encore ; on passe encore à l'alcool absolu de nouveau et on sèche. Xylol. Sécher. Baume. Lamelle.

Les fibres élastiques sont violet noir ou bleu foncé franc ; le reste du tissu est grisâtre, très légèrement ardoisé.

Ce procédé est rapide, sûr, et donne de fort belles images.

b. Colorant de Unna. — Certains auteurs, à tort suivant nous, préfèrent employer l'orcéine, qui constitue la base du colorant de Unna (1).

Les coupes sont traitées comme précédemment pour le montage sur lame ; puis on verse sur elles la solution colorante fournie par le mélange suivant ; ou, bien mieux encore, les coupes sont placées dans un godet renfermant le mélange.

Après avoir fait dissoudre :

Alcool absolu	40 cent. cubes.
Orcéine	0gr,50

(1) Consulter Retterer, *Association des anatomistes*, 1899, p. 1 et suiv.

on ajoute :

Eau distillée	30 cent. cubes.
Acide chlorhydrique pur.......	XX gouttes.

On laisse colorer durant cinq à vingt-quatre heures.

Les coupes sont alors lavées à l'eau distillée ou filtrée, puis différenciées dans la solution suivante :

Acide chlorhydrique pur........	X gouttes.
Alcool absolu	20 cent. cubes.
Eau distillée	5 —

On surveille au microscope le degré de décoloration : les fibres élastiques doivent apparaître en noir et le reste du tissu en jaunâtre. On lave bien à l'eau. Alcool absolu. Xylol. Baume. Lamelle.

c. Double coloration. — Après l'orcéine, on peut, avant de déshydrater, colorer à l'hématoxyline avec ou sans éosine, ou avec un carmin ; éviter le carmin d'alun.

Avec le colorant de Weigert, on peut aussi obtenir de belles colorations doubles en agissant strictement suivant le procédé décrit par Miller (1).

Dans ce cas, on utilise des coupes à la congélation, épaisses de 30 à 40 μ, obtenues après fixation du fragment durant vingt-quatre à quarante-huit heures dans la solution de formol à 10 p. 100 dans l'eau. Ceci fait, si on ne colore pas de suite, on conserve les coupes dans l'alcool à 90°, jusqu'au moment venu de colorer.

On procède alors à la coloration des noyaux et du fond : pour cela, les coupes sortant de l'eau sont placées durant quinze à vingt minutes dans le carmin lithiné de Orth ; ce carmin se prépare en faisant dissoudre à froid :

(1) J. Miller, *Bull. Soc. anat.*, 1905, p. 679.

Carmin (le meilleur).....................	2gr,50
Solution aqueuse saturée de carbonate de lithine...........................	97cc,50

Ne pas filtrer ce mélange.

On retire ensuite les coupes, et, sans les laver, on les porte directement dans une solution d'alcool méthylique acidifié par l'acide chlorhydrique :

Alcool méthylique rectifié pur..	100 cent. cubes.
Acide chlorhydrique pur.......	1 —

Les coupes séjournent de vingt-quatre à quarante-huit-heures dans le bain d'alcool acidifié : plus elles y séjourneront longtemps, mieux cela vaudra au point de vue de la fixation du colorant par la chromatine des noyaux.

On étale alors la coupe sur lame porte-objet. On la sèche sur cette lame. On la recouvre alors avec du colorant de Weigert : l'action du colorant doit durer quinze minutes à deux heures, suivant le caractère récent ou ancien du colorant.

On procède alors au séchage direct; puis on fait agir l'alcool absolu ; sécher ; alcool absolu encore ; sécher de nouveau. Xylol; sécher. Baume du Canada. Lamelle.

Lorsque l'on a bien réussi, on voit les fibres élastiques colorées en bleu foncé, les noyaux cellulaires en rouge foncé, les fibres conjonctives en rose pâle.

Nous n'avons pas l'expérience de ce que donnerait le procédé de Miller sur des coupes à la paraffine ou à la celloïdine.

d. Coloration quadruple. — Elle s'obtient à l'aide du mélange dit tétrachrome, décrit par G. Delamarre (1), et qui constitue du reste une méthode

(1) G. Delamarre, *Soc. Biol.*, 1905, p. 828.

de coloration applicable aux divers tissus : c'est une combinaison du procédé de Van Gieson et du procédé de Unna.

Les résultats sont bons spécialement après fixation au formol à 10 p. 100 ou au liquide formo-picrique de Bouin, et après inclusion à la paraffine.

On a préalablement préparé les solutions suivantes :

Mélange A.

Orcéine	1 gramme.
Alcool absolu	50 cent. cubes.
Acide chlorhydrique	1 —

(ajouter l'acide après dissolution complète de l'orcéine dans l'alcool absolu).

Mélange B.

Hématoxyline de Bœhmer	4 cent. cubes.
Solution aqueuse saturée de fuchsine *acide*	1 —
Solution aqueuse saturée à chaud d'acide picrique et refroidie	200 —

On mélange parties égales du mélange A et du mélange B. Le tout se conserve au moins un mois; mais nous préférons mélanger les deux solutions au moment de l'emploi.

On colore de vingt à trente minutes dans le liquide.

Ensuite, on lave dans l'eau acidifiée à raison de IV à V gouttes d'acide chlorhydrique pour 100 centimètres cubes d'eau distillée.

Laver ensuite à l'eau ordinaire pour faire bleuir l'hématoxyline. Alcool absolu. Xylol. Baume. Lamelle.

Les noyaux doivent être violets, les fibres élastiques noires, le tissu conjonctif rose, les muscles et les protoplasmas jaunes.

Ce procédé donne de très belles images, mais est assez délicat d'exécution (1).

2. — Fibrine.

Procédé de Weigert. — C'est le seul pratique, encore que souvent la méthode échoue sans qu'il soit possible d'attribuer ce fait à des fautes de technique. Elle réussit surtout pour la fibrine fibrillaire.

La fixation à l'alcool absolu du matériel est celle qui est recommandée par l'auteur.

Les coupes séjournent durant dix minutes dans la solution suivante :

Solution aqueuse saturée de violet de gentiane.......	⎫ ãã volumes égaux.
Eau d'aniline..............	⎭

On fait le mélange de la solution de violet et de l'eau d'aniline au moment même d'opérer.

L'eau d'aniline se prépare en quelques instants en versant quelques gouttes d'huile d'aniline dans un flacon à moitié plein d'eau distillée, que l'on bouche et que l'on secoue fortement pendant quelques minutes. On filtre ensuite.

Il existe aussi un liquide spécial de Grübler tout préparé ; ou bien encore on emploie :

Solution alcoolique saturée de violet de méthyle 6 B.........	68 cent. cubes.
Huile d'aniline..................	3 —
Alcool absolu..................	11 —

Les coupes sont ensuite lavées rapidement dans la solution suivante :

Chlorure de sodium...........	1 gramme.
Eau.........................	200 cent. cubes.

(1) Consulter aussi pour la technique du tissu élastique : Harris, A new method of staining elast. tissu (*Proceed. of pathol. Soc. of Philadel.*, 1901, vol. IV, n° 7). — Minervini, *Bull. della R. Acad. di med. di Genova*, 1901, n° 1.

Puis elles sont placées durant une à cinq minutes dans la solution dite liquide de Gram :

Iode métalloïde	1 gramme.
Iodure de potassium	2 grammes.
Eau distillée	300 cent. cubes.

Placer la coupe sur une lame porte-objet. La sécher avec le tablier ou le papier-filtre.

Verser alors dessus de l'huile d'aniline pure, ou encore un mélange à volumes égaux d'huile d'aniline et de xylol, jusqu'à différenciation que l'on suit au microscope : la fibrine doit être colorée en violet noir. Xylol (pas d'alcool absolu). Baume. Lamelle.

3. — Graisse.

En dehors de la coloration de la graisse en noir par les liquides osmiques, coloration qui résiste à l'action des alcools et du xylol, il est utile de pouvoir colorer la graisse rapidement après congélation des pièces.

Mais, tout d'abord, disons que c'est au liquide de Marchi, doué d'un fort pouvoir pénétrant, que l'on donnera le choix quand on voudra s'adresser à l'acide osmique (Voy. page 12).

Une fois un fragment fixé par le formol, les coupes pratiquées à la congélation peuvent, après séjour de douze à vingt-quatre heures dans la solution à 1 p. 100 d'acide osmique, donner de belles colorations des granulations graisseuses. Mais, dans ce cas, le montage doit se faire dans la glycérine, car alors la graisse n'est plus métallisée et se dissout sous l'action de l'alcool absolu ou du xylol.

Ceci étant exposé, nous décrirons deux procédés de coloration de la graisse sur les fragments fixés par le formol et sectionnés à la congélation.

a. SUDAN III. — C'est le procédé le plus simple et le meilleur. Fixer au formol. Congélation.

On a une solution saturée de Sudan III dans l'alcool à 80° ou à 90°.

On peut colorer légèrement au préalable par l'hématoxyline (sans éosine).

On étale la coupe sur la lame. On sèche avec le tablier ou le papier-filtre.

On verse sur la section un peu de la solution de Sudan. On laisse agir dix à quinze minutes.

Au bout de ce temps, on lave à l'eau la coupe, puis on sèche.

On laisse tomber sur la préparation une ou deux gouttes de glycérine. Lamelle. Border ou non à la paraffine.

La graisse, — et seulement la graisse, — est colorée en une belle teinte rouge vif. Si l'hématoxyline a été employée au préalable, la topographie de la graisse est plus aisée à établir.

b. SCHARLACK. — Couleur appelée aussi « fett-ponceau ».

On fixe au formol; on congèle.

On a une solution de Scharlack à saturation dans l'alcool absolu : on en mélange 70 centimètres cubes avec :

Eau distillée....................	10 cent. cubes.
Solution aqueuse de soude à 10 p. 100.....................	20 —

On colore, après étalement et séchage de la coupe, pendant deux à trois minutes. Puis les coupes sont passées rapidement dans l'alcool à 70°, puis dans l'eau. Sécher. Glycérine. Lamelle. Border ou non à la paraffine.

La graisse est colorée en rouge.

4. — Glycogène.

La fixation doit être faite à l'alcool à 90° ou absolu, car l'eau dissout la substance glycogène. Inclusion à la celloïdine.

Ou bien encore, sans fixation préalable, congélation des fragments frais.

Dans l'un et l'autre cas, les coupes sont reçues dans l'alcool à 90°.

Etaler la coupe sur la lame. Bien sécher.

Placer sur la coupe quelques gouttes d'une des deux solutions de gomme iodée suivantes :

Formule de Goldberger et Weiss :

Iode métallique	1 gramme.
Iodure de potassium	3 grammes.
Eau distillée	100 cent. cubes.
Gomme arabique lavée à l'eau froide	Autant qu'il s'en peut dissoudre à froid.

Formule de Brault :

Solution aqueuse très sirupeuse faite à froid de gomme arabique lavée à l'eau froide	200 cent. cubes.
Solution (iode, 1 gr.; iodure, 10 gr.; eau distillée, 30 gr.)	30 —

Au bout de dix minutes, on place une lamelle et on appuie dessus pour réduire l'excès de gomme iodée. On regarde au microscope à un grossissement faible ou moyen.

Le glycogène est rouge brun; le reste des tissus est jaune clair.

Pour rechercher le glycogène dans les leucocytes du sang, on fixe le frottis durant quinze minutes à l'alcool absolu ; on laisse sécher, et on agit comme plus haut ; — ou bien encore, cette fixation étant faite et l'alcool évaporé, on place la préparation de sang dans une boîte hermétiquement close, au fond de laquelle on a placé quelques cristaux d'iode métallique : au bout de vingt-quatre heures, on met sur le frottis une goutte de solution sirupeuse, de lévulose ou de saccharose ; on place une lamelle et on borde à la paraffine.

5. — Pigment ferrique.

La recherche du fer dans les tissus peut s'opérer de deux façons.

a. Procédé de Perls. — Classique. Très simple.

Fixation du matériel à l'alcool ou au formol.

Les coupes séjournent dix minutes dans la solution suivante :

Ferrocyanure de potassium....	2 grammes.
Eau distillée...............	100 cent. cubes.

Puis directement dans la solution suivante :

Eau distillée..................	100 cent. cubes.
Acide chlorhydrique pur......	1 —

durant quelques minutes.

Laver ensuite les coupes à l'eau. Alcool absolu. Xylol. Baume. Lamelle.

Le pigment est bleu ; le reste des tissus est jaune clair.

b. Procédé de Quincke. — C'est un procédé de contrôle du précédent.

Mêmes fixations.

Les coupes séjournent dix à vingt minutes, jusqu'à ce qu'elles aient pris une teinte vert foncé dans la solution suivante, qui doit être de préparation récente :

Eau distillée..................	100 cent. cubes.
Sulfure d'ammonium..........	1 gramme.

Laver ensuite rapidement à l'eau. Alcool absolu. Xylol. Baume.

Le pigment ferrique est coloré en vert noirâtre.

6. — Dégénérescence amyloïde.

a. Iode. — On peut se servir des procédés indiqués pour le glycogène; tous les fixateurs conviennent (mais l'alcool est préférable), et les coupes peuvent être reçues dans l'eau, la substance amyloïde y étant insoluble (sauf peut-être certaines amyloïdes expérimentales).

On peut encore laisser les coupes dans le liquide de Gram (Voy. page 11) durant trente minutes : monter à la glycérine dans le liquide même, étendu d'eau au besoin, si la transparence n'est pas suffisante. Border à la paraffine.

Les points amyloïdes sont brun-acajou; le reste des tissus est jaunâtre.

b. Violet de Paris. — Ce procédé, indiqué par Cornil et Kussmaul, est le meilleur procédé.

Laisser agir durant trois à cinq minutes :

Violet de Paris (*Pariser Violett*).	1 gramme.
Eau distillée..................	100 cent. cubes.

Le violet de gentiane ou le violet de méthyle sont bien moins électifs.

Passer rapidement à l'alcool. Sécher avec le tablier ou avec le papier-filtre. Xylol. Baume (ou mieux huile de cèdre).

Les points amyloïdes sont rouges; le reste, violet pâle ou bleu.

c. Double coloration. — Procédé de Birch-Hirschfeld. — Colorer cinq minutes dans :

Vésuvine à 2 p. 100 dans l'alcool au 1/3 (1 partie d'alcool absolu et 2 d'eau distillée).

Laver rapidement à l'alcool absolu, puis à l'eau.

Colorer enfin dix minutes dans une solution aqueuse à 1 p. 100 de violet de gentiane.

Laver à l'eau renfermant 1 p. 200 d'acide acétique jusqu'à disparition de la teinte bleue.

Eau : rapidement. Sécher. Alcool absolu : rapidement. Sécher. Xylol. Baume (ou mieux huile de cèdre).

Les noyaux sont bruns, l'amyloïde rouge.

Toutes ces préparations, sauf celles à l'iode, ne se conservent guère plus d'une quinzaine de jours, surtout exposées à la lumière.

III. — TECHNIQUES SPÉCIALES A CERTAINS TISSUS.

1. — SYSTÈME NERVEUX

1. — Fixation.

La fixation varie suivant les méthodes à appliquer : c'est ainsi que le liquide de Müller est nécessaire pour obtenir de belles images de coloration de la myéline par la méthode de Weigert ; que l'alcool absolu est nécessaire pour le procédé de Nissl, etc.

Aussi a-t-on cherché un liquide fixateur permettant les diverses colorations ; Renaut a décrit (1) un liquide de ce genre, qui lui a donné de beaux résultats et qui se recommande également par la rapidité avec laquelle on obtient la fixation et le durcissement du cerveau, de la moelle et des nerfs périphériques.

On utilise trois solutions :

Solution A.

Sublimé......	70 grammes.
Acide acétique cristallisable	10 cent. cubes.
Eau distillée..................	1 litre.

Solution B.

Formol pur (40 p. 100) du commerce.

Solution C.

Bichromate de potasse...........	5[illegible] grammes.
Acide chromique................	[illegible] —
Eau distillée.................. .	[illegible] litre.

(1) Renaut. *Nouvelle Icon. de la Salpêtrière*, 1905, n° 4.

Mélanger ces trois solutions à volumes égaux au moment de les utiliser.

Le matériel séjourne trois jours environ dans un mélange. On lave alors à l'eau courante jusqu'à disparition de la teinte jaune que présentent les pièces au sortir du mélange.

On pratique les coupes à la congélation ou par inclusion : dans ce dernier cas, les pièces passent par l'alcool absolu, la celloïdine, etc.

Le matériel est conservé dans le formol à 10 p. 100.

Les coupes peuvent servir à pratiquer la méthode de Weigert, celles de Pal, de Nissl, les méthodes pour l'étude de la névroglie.

2. — Colorations.

Nous étudierons les colorations de la névroglie, de la myéline, des cellules nerveuses, des prolongements, etc.

a. **Névroglie.** — Nous donnerons les techniques d'Anglade et de Weigert.

1° Procédé d'Anglade. — Il est remarquable.

On fixe et on durcit de très petits fragments pendant quatre jours à froid (ou seulement quarante-huit heures à l'étuve à 37°), dans le liquide suivant :

Solution aqueuse à 7 p. 100 de sublimé.	1 volume.
Liquide de Fol (1)	3 volumes.

(1)

Solution aqueuse à 1 p. 100 d'acide chromique	25	cent. cubes.
Solution aqueuse à 1 p. 100 d'acide osmique	2	—
Solution aqueuse à 2 p. 100 d'acide acétique	5	—
Eau distillée	68	—

Changer le liquide, s'il se trouble. Laver à l'eau courante deux heures. Alcool absolu ou acétone. Inclusion à la paraffine.

Les coupes sont colorées à chaud, sans porter le colorant à l'ébullition, mais à simple dégagement de vapeurs, pendant une demi-heure à une heure et demie :

Solution aqueuse saturée de bleu Victoria (de Grubler).

De là directement, sans laver, après égouttage simple, dans la solution de Gram :

Iode	1 gramme.
Iodure de potassium	2 grammes.
Eau distillée	300 cent. cubes.

pendant environ dix minutes.

Puis on différencie dans :

Xylol	1 volume.
Huile d'aniline	2 volumes.

Monter au baume du Canada ou mieux dans le vernis de succin.

Les fibres et noyaux névrogliques sont violet foncé ; les images sont très belles.

2° Procédé de Weigert. — Petits fragment fixés pendant quatre jours dans une solution de formol à 10 p. 100.

Mordancer les pièces directement au sortir du formol dans la solution suivante :

Alun de chrome	2gr,50
Acétate neutre de cuivre	5 grammes.
Acide acétique cristallisable	5 cent. cubes.
Eau distillée	100 —

On laisse les pièces huit jours dans ce mélange, ou quatre jours à l'étuve à 37°.

Laver à l'eau courante durant une heure.
Déshydrater à l'alcool absolu.
Inclusion à la celloïdine.
Les coupes sont mises durant dix minutes dans :

Permanganate de potasse......	3 grammes.
Eau distillée..................	300 cent. cubes.

Laver à fond dans l'eau.

Chromogène....................	5 grammes.
Acide formique................	5 cent. cubes.
Eau	100 —

A 90 centimètres cubes de cette solution on ajoute 10 centimètres cubes de cette autre solution :

Sulfite de soude..............	10 grammes.
Eau...........................	100 cent. cubes.

Dans le mélange, les coupes restent deux à quatres heures.

Puis ensuite dix à douze heures dans une solution aqueuse saturée (5 p. 100 environ) de chromogène dans l'eau.

Laver bien à l'eau.

Colorer sur lame avec une solution saturée à chaud de violet de méthyle dans l'alcool à 70° ou 80°, décantée après refroidissement et additionnée de 5 p. 100 de la solution suivante :

Acide oxalique................	5 grammes.
Eau...........................	100 cent. cubes.

Sécher sur lame. Liquide de Gram durant quelques secondes.

Différencier dix à quinze minutes avec :

Huile d'aniline............	āā volumes égaux.
Xylol.....................	

Xylol. Baume. Lamelle.

Les fibres et les noyaux névrogliques sont bleu foncé ; la substance fondamentale est bleu clair.

b. **Myéline.** — 1° Méthode de Weigert. — Elle est classique et très sûre, préférable au Pal, surtout pour l'encéphale, car elle est moins brutale.

Fixer au liquide de Müller ou au liquide de Renaut. Couper à la celloïdine ou à la congélation.

Colorer quinze heures à froid dans l'hématoxyline de Weigert.

Elle se prépare en faisant dissoudre :

Hématoxyline cristallisée.......	1 gramme.
Alcool absolu..................	10 cent. cubes.

Après dissolution, ajouter :

Eau distillée...................	90 cent. cubes.
Solution aqueuse à 1 p. 100 de carbonate de lithine.........	2 —

Cette solution doit être préparée récemment.

Laver à l'eau.

Puis séjour de dix minutes ou davantage (vérifier au microscope) jusqu'à différenciation complète, dans le bain suivant :

Ferricyanure de potassium....	2gr,50
Borax.........................	2 grammes.
Eau distillée..................	100 cent. cubes.

Laver à l'eau. Alcool absolu. Xylol. Baume. Lamelle.

Les gaines de myéline sont noir bleu ; le reste du tissu brun est jaune clair.

2° Méthode de Pal. — Fixer au Müller ou au liquide de Renaut. Couper à la celloïdine ou à la glace.

Les coupes sont mises (1) dans l'hématoxyline de Weigert, dont la formule a été indiquée plus haut, et contenue dans un verre de montre : chauffer jusqu'à dégagement de vapeurs seulement, à deux reprises ; ou encore colorer vingt-quatre heures à froid.

Laver à l'eau.

Passer dans le bain suivant :

Permanganate de potasse........	0gr,50
Eau distillée..................	200 grammes.

durant trois à cinq minutes.

Laver à l'eau. Différencier dans :

Acide oxalique................	1 gramme.
Sulfite de potasse..............	ãã 0gr,50
— de soude (2).............	
Eau distillée..................	200 grammes.

Tout se décolore, sauf les gaines de myéline, qui restent noires. A ce moment, laver à l'eau. Alcool absolu. Xylol. Baume. Lamelle.

3° Méthode de Marchi. — Avec cette méthode, on colore sous forme de *granula* noirâtres les fibres myéliniques dégénérées. Le liquide de Marchi, où les fragments frais sont directement immergés

(1) Kayser a indiqué un mordançage préalable avec :

Perchlorure de fer..............	ãã 1 volume.
Eau distillée..................	
Alcool à 90°....................	3 volumes.

Cinq minutes de séjour.
Laver bien à l'eau.

(2) Ou sulfite de potasse : 1 gramme (en supprimant le sulfite de soude).

durant trois à dix jours (renouveler plusieurs fois), a la formule suivante :

Liquide de Müller..................	3 volumes.
Solution aqueuse à 1 p. 100 d'acide osmique.........................	1 volume.

Laver deux heures à l'eau. Formol à 10 p. 100 durant vingt-quatre heures (ou plus) et congélation, ou alcool et inclusion à la celloïdine.

Les coupes sont montées sans autre coloration ; ou bien on colore légèrement le fond avec une solution aqueuse d'éosine à 0gr,25 p. 100.

Vassale a modifié le mode de procéder et obtient une coloration bien plus nette et moins diffuse, en mettant d'abord les fragments durant quarante-huit heures dans le liquide de Müller, puis ensuite directement dans le mélange :

Liquide de Müller fait avec de l'eau distillée..........................	3 volumes.
Solution aqueuse à 1 p. 100 d'acide osmique........................	1 volume.
Acide nitrique pur...........	XX gouttes par 100 centimètres cubes de la solution.

où les fragments restent jusqu'à coloration complète en noir des points dégénérés. Laver, etc., comme il est dit un peu plus haut.

c. **Réseau chromatique des cellules nerveuses.** Procédé de Nissl. — Fixation à l'alcool absolu ou au liquide de Renaut : collodion, ou, si l'on veut, dans le second cas, couper à la glace.

Premier mode. — Le meilleur.

Colorer à chaud jusqu'à dégagement de vapeurs, dans un verre de montre, avec :

Bleu de méthylène (Hœchst)...........	3gr,75
Savon de Venise..........................	1gr,75
Eau distillée..........................	1 litre.

Laver à l'eau.
Décolorer avec :

Huile d'aniline..................	20 cent. cubes.
Alcool à 90°....................	200 —

jusqu'à ce qu'il ne se dégage plus de nuages colorés. Alcool absolu. Xylol. Baume.

Deuxième mode. — Colorer à chaud comme plus haut avec :

Bleu polychrome de Unna (Grübler).

Laver à l'eau.
Décolorer avec le liquide de Gothard :

Créosote..................	} āā 50 cent. cubes.
Xylol.....................	
Huile de cajeput verte.....	40 —
Alcool absolu..............	100 —

Alcool absolu. Xylol. Baume.

On voit au microscope les granulations chromatophiles des cellules nerveuses colorées en bleu intense, et cela dans les deux procédés.

d. **Étude fine de la cellule nerveuse.** — Les nouvelles méthodes sont nombreuses :

1° Méthode de Rossi. — On prélève des fragments frais de 3 à 4 millimètres de côté, et on les plonge durant vingt-quatre à quarante-huit heures dans :

Nitrate de platine............	2 grammes.
Eau distillée.................	100 cent. cubes.

Puis ils passent directement dans :

Chlorure d'or.................	1 gramme.
Eau distillée.................	200 cent. cubes.

Lavage rapide à l'eau.

Ensuite les fragments sont mis pour vingt-quatre heures *à l'obscurité* dans la solution :

Acide formique................	1 cent. cube.
Eau distillée..................	100 cent. cubes.

Passer ensuite rapidement à l'eau.

Alcool absolu. Inclusion à la paraffine.

2° Méthode de Jaris. — On fixe dans la solution formolée suivante :

Solution aqueuse à 10 p. 100 de formol.....................	100 cent. cubes.
Acide nitrique pur...........	6 —

On place ensuite les fragments, six à douze heures, dans :

Molybdate d'ammoniaque	5 grammes.
Eau distillée..................	100 cent. cubes.

La déshydratation soigneuse est effectuée ensuite à l'alcool absolu. On enrobe à la paraffine.

Les coupes, bien lavées à l'eau, passent alors dans la solution d'or colloïdal à $1^{gr},50$ p. 100.

3° Méthode de Donaggio. — On fixe et on durcit des fragments d'environ 5 millimètres de côté dans la pyridine. Le séjour est de cinq à six jours, durant lesquels le fixateur est renouvelé une fois.

Séjour des fragments pendant vingt-quatre heures dans de l'eau distillée, que l'on change fréquemment.

Les fragments sont alors retaillés en cubes plus petits.

Puis ils sont mis pour vingt-quatre heures dans le bain suivant, auquel on ajoute une goutte d'acide chlorhydrique pur par gramme de molybdate :

Molybdate d'ammoniaque......	4 grammes.
Eau distillée..................	100 cent. cubes.

Puis, pendant quatre à cinq minutes, les fragments passent dans l'eau.

Alcool absolu. Inclusion à la paraffine.

Les coupes, lavées à l'eau, séjournent trois à trente minutes dans :

Bleu de thionine	0gr,10
Eau distillée	1 litre.

Dans ce bain, la substance blanche et la substance grise se différencient. A ce moment, laver à l'eau. Alcool absolu. Xylol. Baume.

4° Méthode de Robertson. — Durcir dans le formol à 5 ou 10 p. 100. Puis séjour de vingt heures dans l'eau. Ensuite séjour d'une à cinq semaines, suivant le volume des fragments, *à l'obscurité*, dans une solution de nitrate d'argent à 1 p. 100 dans l'eau distillée, à laquelle on ajoute quelques gouttes d'une solution d'ammoniaque à 5 p. 100 dans l'eau distillée, jusqu'à ce que le précipité formé soit presque dissous; cette solution est filtrée avant d'y placer les morceaux.

De là, bain dans la solution d'ammoniaque à 5 p. 100 : il dure trois à quatre heures, et chaque heure on renouvelle le liquide.

Puis douze à vingt-quatre heures dans :

Eau	280 cent. cubes.
Dextrine	1 gramme.

Bouillir, filtrer à chaud sur l'ouate. Ajouter après refroidissement 1 p. 100 d'acide phénique et de plus, au moment de s'en servir, X gouttes de solution d'ammoniaque à 5 p. 100 par chaque 28 centimètres cubes de liquide.

Les coupes sont pratiquées à la congélation ; elles sont reçues dans de l'eau renfermant quelques gouttes de la solution ammoniacale. Les coupes séjournent quinze minutes dans cette eau, qui est changée plusieurs fois.

Puis cinq minutes dans de l'eau additionnée de quelques gouttes d'une solution aqueuse saturée d'acide citrique.

Lavage à l'eau pure.

Bain de chlorure d'or en solution aqueuse à 0gr,25 p. 100, auquel on ajoute (par chaque 10 centimètres cubes) une goutte d'une solution à 1 p. 100 d'acide citrique.

Eau : quelques minutes.

Eau additionnée de quelques gouttes de la solution ammoniacale (cinq minutes).

Eau pure.

Alcool absolu. Térébenthine-benzol (volumes égaux). Benzol pur. Baume.

5° Méthode de Ramon y Cajal. — Les fragments, très frais, de 4 millimètres de côté, sont mis dans 200 centimètres cubes d'une solution à 3 p. 100 de nitrate d'argent dans l'eau distillée, cela à l'étuve à 30 ou 35° durant trois à cinq jours.

Lavage à l'eau distillée.

De là les fragments passent pour vingt-quatre heures dans :

Hydroquinone (ou acide pyrogallique)	1 gramme.
Eau distillée	100 cent. cubes.
Formol pur (40 p. 100)	5 à 15 —

Pratiquer les coupes à la congélation, ou bien durcir dans l'alcool et inclure à la celloïdine ou à la paraffine

6° Méthode de Bielschowsky. — Fixer dans le formol à 12 p. 100.

Pratiquer les coupes à la congélation.

Celles-ci sont placées durant douze à vingt-quatre heures (se servir d'aiguilles ou d'ustensiles de verre) dans une solution à 2 p. 100 de nitrate d'argent dans l'eau distillée.

Passage de dix à vingt secondes dans une solution aqueuse d'ammoniaque à 3 p. 100.

Puis durant dix minutes dans le formol à 20 p. 100.

De nouveau dix à vingt secondes dans la solution d'ammoniaque.

On place alors les coupes durant trente secondes dans une solution à 0gr,50 p. 100 de nitrate d'argent dans l'eau distillée.

Formol à 20 p. 100 : séjour jusqu'à coloration brun foncé des coupes.

Encore durant dix à vingt secondes dans la solution ammoniacale.

De nouveau cinq secondes dans le formol à 20 p. 100.

Alors, jusqu'à teinte grise ou gris violet, dans e bain suivant :

Eau distillée	10 cent. cubes.
Solution aqueuse à 1 p. 100 de chlorure d'or.........	II à III gouttes.
Acide acétique cristallisable.	II à III — .

Puis enfin passage dans une solution à 5 p. 100 d'hyposulfite de soude dans l'eau distillée, à laquelle on ajoute (par chaque 10 centimètres cubes) une goutte d'une solution saturée de sulfite acide de soude.

Laver à l'eau distillée.

Alcool absolu. Xylol phéniqué à 5 p. 100 ou xylol ordinaire. Baume.

On a modifié la méthode en mettant les coupes

fixées au formol à 12 p. 100 et coupées à la congélation, à la paraffine ou à la celloïdine, dans une solution aqueuse à 2 p. 100 de nitrate d'argent dans l'eau distillée (douze à vingt-quatre heures), puis dans :

Solution aqueuse à 2 p. 100 de nitrate d'argent..............	20 cent. cubes.
Solution aqueuse à 40 p. 100 de soude	III gouttes.
Ammoniaque.	Autant de gouttes pour dissoudre le précipité formé.

Laisser dix à trente secondes.

Puis solution de formol à 20 p. 100 (environ dix minutes).

Enfin bain de chlorure d'or, puis hyposulfite de soude, comme dans la méthode originale.

L'ammoniaque peut être remplacée par l'éthylendiamine qui se trouve dans le commerce en solution à 10 p. 100 et abîme moins les tissus.

7° Méthode de Lugaro. — On procède comme dans le procédé de Jaris, mais les coupes passent dans une solution aqueuse d'argent colloïdal (collargol) à 3 ou 4 p. 100 durant trente à soixante minutes, puis sont lavées trente minutes à l'eau distillée, enfin virées cinq à dix minutes dans :

Solution aqueuse à 1 p. 500 de chlorure d'or	1 volume.
Solution aqueuse à 10 p. 500 de sulfocyanure d'ammonium	1 —
Eau distillée........................	8 volumes.

Lavage soigné à l'eau.

Si les coupes sont trop sombres, ajouter au bain précédent une solution aqueuse d'hyposulfite de soude à 10 p. 100 (II à III gouttes pour 40 à 50 centimètres cubes du mélange).

Les meilleures des méthodes précédentes sont celles de Bielschowsky, de Jaris et de Lugaro : elles mettent en évidence les fibrilles intracellulaires, les cylindraxes et les réticulums de Golgi (1).

c. **Imprégnation des cellules et prolongements.** — La méthode primitive de Golgi a été modifiée de différentes façons. Voici quelle est la modification la plus simple et la plus heureuse, que l'on doit à Ramon y Cajal :

Choisir des pièces provenant d'animaux nouveau-nés (chat notamment).

Section en petits fragments de 3 à 2 millimètres de hauteur.

Aussitôt, les pièces sont placées (à raison de 50 centimètres cubes de liquide pour chaque fragment) dans :

Solution aqueuse à 3 p. 100 de bichromate de potasse...........	4 volumes.
Solution aqueuse à 1 p. 100 d'acide osmique........................	1 volume.

Au bout de vingt-quatre à trente-six heures, on retire les fragments et on les plonge directement dans 200 centimètres cubes d'une solution de nitrate d'argent à 1 p. 400 dans l'eau distillée : une demi-heure. Puis on les place pendant quarante-huit heures dans une seconde solution de nitrate d'argent à 0gr,75 p. 100.

Au sortir de ce nitrate, les fragments sont mis dans l'alcool à 40° et coupés le plus vite possible.

(1) Consulter : R. Caracciolo, *La Clinica moderna*, 20 sept. 1905, n° 38, p. 445, qui donne la bibliographie complète des travaux techniques sur la question.

On se sert d'un microtome à main de Ranvier ; le fragment, séché avec précaution sans le comprimer avec du papier filtre, est fixé par un de ses côtés avec quelques gouttes de paraffine fondue sur la branche mâle du microtome.

Les coupes, qui ne doivent pas être trop minces, sont passées dans l'alcool à 40°, l'alcool absolu, l'essence de girofle, et recouvertes sur lame de baume du Canada, qu'on laisse sécher à l'abri de la poussière, sans mettre de lamelle.

2. — TECHNIQUE DE FIXATION ET DE COLORATION DE LA RÉTINE.

1° Acide osmique. — On divise l'œil suivant son équateur en deux fragments : on fixe le fragment postérieur pendant vingt-quatre heures en le suspendant sans qu'il baigne dans un flacon bouché à moitié plein d'une solution aqueuse à 1 p. 100 d'acide osmique dans l'eau distillée, ou encore d'un flacon renfermant des cristaux d'acide osmique sur lesquels on a versé quelques gouttes d'eau distillée. Cette méthode convient pour les colorations à la safranine après inclusion dans la paraffine. Préalablement passage dans l'alcool absolu des fragments de rétine décollés de la calotte oculaire (on a ainsi des coupes plus minces).

2° Sublimé. — On peut encore fixer dans le sublimé (non acétique) en solution saturée dans l'eau chaude. La solution refroidie est filtrée avant l'emploi. Laver à l'eau courante. Alcool absolu iodé (teinte jaune clair). Ce procédé convient pour toutes les colorations.

3° Alcool absolu. — Après fixation, on décolle et

on roule la rétine. On l'inclut ainsi roulée. C'est le meilleur procédé pour le Nissl.

4° MÉTHODE D'EHRLICH. — Ouvrir l'œil. Décoler un fragment de rétine et le porter sur lame dans une solution à 1 p. 1 000 de bleu de méthylène officinal (de Hœchst), faite dans la solution aqueuse salée physiologique :

Eau distillée	0gr,75
Chlorure de sodium	1 litre.

On laisse en contact un quart d'heure.

On place alors douze heures le lambeau dans une solution aqueuse saturée de picrate d'ammoniaque. On monte dans la glycérine neutre. La préparation a une teinte noir verdâtre et est examinée à plat.

5° MÉTHODE DE WOLTERS. — Fixation de la rétine au Müller.

Lavage soigneux. Durcissement à l'alcool. Inclusion à la celloïdine.

Mettre les coupes vingt-quatre heures dans une solution :

Eau distillée	100 cent. cubes.
Acétate d'alumine	8 grammes.

ou encore dans le mélange suivant :

Solution aqueuse à 8 p. 100 d'acétate d'alumine	8 volumes.
Solution aqueuse à 10 p. 100 de chlorure de vanadium	2 —

Séjour de vingt-quatre heures. Au bout de ce temps, laver à l'eau et placer les coupes pendant vingt-quatre heures dans de l'eau additionnée de 2 p. 100 du colorant suivant (hématoxyline de Kultschitzky) :

Hématoxyline dissoute dans l'alcool absolu (1 gramme pour 5 cent. cubes)....	2 cent. cubes.
Acide acétique en solution aqueuse à 2 p. 100...........	100 —

Différencier alors les coupes dans la solution de Weigert :

Borax........................	2 grammes.
Ferricyanure de potassium....	2gr,5
Eau distillée	100 cent. cubes.

Pendant la différenciation, surveiller au microscope.

Arrêter la décoloration par un lavage à l'eau. Alcool absolu. Xylol. Baume.

Les noyaux de tous les éléments cellulaires de la rétine sont colorés en brun sombre ou en noir, tandis que les protoplasmas et les prolongements prennent une coloration brun clair. Les segments externes des bâtonnets et des cônes, les ellipsoïdes de ces mêmes éléments ont une teinte brun sombre ou noire avec une nuance violette.

Fréquemment sur une même préparation tous les noyaux n'ont pas la même intensité.

Sur ces préparations, on peut suivre le trajet des fibres de Müller depuis la limitante interne jusqu'à l'assise plexiforme externe (1).

3. — TECHNIQUE SPÉCIALE DE L'OREILLE INTERNE.

Il y a deux méthodes d'examen du labyrinthe.

Dans la première, on ouvre au ciseau ses cavités et on enlève une partie plus ou moins considérable

(1) Consulter pour la technique complète de l'œil : MONTHUS et OPIN, *Technique de l'œil*, Paris, 1903, 270 pages ; — G. SELIGMANN, *Die mikroskopischen unters Methoden des Auges*, Berlin, 1899, 240 pages; — R. GREFF, *Anleitung z. mikrosk. Untersuchung des Auges*, Berlin, 1898, 77 pages.

des parties molles pour les soumettre à la fixation : ce procédé a l'avantage de ne pas exposer les parties molles à l'action prolongée des liquides décalcificateurs, mais il détruit l'os avec le ciseau et rend invisibles la continuité et la connexion des lésions.

Dans la seconde méthode, on place l'os directement dans les liquides décalcificateurs ; puis après on sectionne le labyrinthe en tranches orientées méthodiquement. En somme, avec les perfectionnements actuels de la technique, ce dernier procédé est préférable.

Les rochers à examiner sont placés dans le liquide de Müller ou dans le liquide de Politzer, ou dans le liquide à la fois fixateur et décalcifiant de Mayer :

Solution aqueuse saturée d'acide picrique	500 cent. cubes.
Acide nitrique pur	10 —

Il faut éviter l'alcool au début.

Préalablement, on peut commencer par faire passer un trait de scie à 2 centimètres en arrière et en dehors du canal demi-circulaire supérieur, parallèle à ce dernier et perpendiculaire à l'axe du rocher, atteignant l'antre mastoïdien, l'apophyse mastoïde et le conduit auditif osseux.

Puis on réduit la pièce par deux traits de scie, dont l'un enlève le sommet du rocher, la scie étant placée à la limite antérieure de l'entrée du conduit auditif interne, perpendiculairement à l'axe longitudinal du rocher ; le second, perpendiculaire au précédent, détache les parties de l'os inutiles, généralement compactes, de la face inférieure du rocher jusqu'au plancher de la caisse.

On coupe le tendon du muscle tenseur du tympan, et on détache l'enclume de l'étrier avec de petits ciseaux. Puis, avec la scie à contourner, on coupe suivant une ligne passant par l'orifice tympanique de la trompe et l'articulation de l'enclume et de l'étrier, en ménageant avec soin la paroi du labyrinthe et la membrane du tympan ; on obtient ainsi, d'une part, la membrane du tympan avec le marteau et l'enclume ; d'autre part, la portion du rocher suffisamment réduite, avec l'étrier.

Pendant le sciage, on humecte l'os avec de l'eau : il faut aussi se garder d'ouvrir avec la scie les cavités labyrinthiques.

Si on a utilisé le liquide de Mayer, les pièces y séjournent jusqu'à décalcification complète. Si on a utilisé le liquide de Müller, le formol ou le liquide de Politzer, on le porte au bout de quelques jours (huit environ) dans la solution suivante :

Solution aqueuse à 0,50 p. 100 d'acide chromique...........	500 cent. cubes.
Acide nitrique officinal........	10 —

Ou bien encore on utilise le liquide décalcificateur suivant recommandé par divers auteurs :

Eau.............	500 cent. cubes.
Sel marin..............	5 grammes.
Acide nitrique fumant.........	20 cent. cubes.

Dans tous les cas, on renouvelle tous les deux jours le liquide décalcifiant, que l'on emploie en fortes quantités.

Pour se rentre compte du degré de décalcification, on se sert d'une aiguille à préparer, et l'on examine surtout la région du conduit auditif interne, qui résiste plus longtemps à la décalcification.

Il faut plusieurs semaines (de trois à six) pour décalcifier le rocher.

On lave alors à l'eau courante durant six heures au moins, douze heures au plus ; puis on place dans l'alcool à 90° jusqu'à ce que ce dernier ne se colore plus ou presque plus, puis dans l'alcool absolu (un jour, en le changeant une fois).

Il faut abréger autant que possible le séjour des pièces dans l'alcool, car elles durciraient trop. Si on désire les conserver un certain temps avant de les utiliser, on les placera après lavage dans l'alcool à 50° :

Alcool absolu	55 parties.
Eau	45 —

L'inclusion doit se faire dans la celloïdine.

On pratique les sections avec un microtome à traîneau, en opérant perpendiculairement à l'axe longitudinal du rocher, de manière à atteindre d'abord le limaçon, puis le vestibule et les canaux semi-circulaires.

Les coupes sont colorées au carmin-alun, qui se prépare ainsi :

On dissout 4 grammes d'alun de potasse dans 100 centimètres cubes d'eau distillée chaude ; on ajoute ensuite 1 gramme de carmin pur : on fait bouillir dix minutes, refroidir. Puis on filtre et l'on ajoute II gouttes d'acide phénique liquide.

On colore douze à vingt-quatre heures : on lave à l'eau. Au besoin, on décolore un peu dans l'eau additionnée d'un quart d'acide formique. Laver. Alcool. Xylol. Baume.

C'est l'alun-carmin qui colore le mieux dans le cas spécial (1).

4. — TISSU OSSEUX.

Il semble étrange d'avoir à constater que la décalcification est le plus souvent une des opérations les plus mal pratiquées dans les laboratoires.

(1) Consulter : Moos, *Zeitschrift für Ohrenheilkunde*, vol. IX, p. 104.

Il est nécessaire de fixer un os comme tout autre tissu avant de le décalcifier : il faut le fixer frais. C'est le formol à 10 p. 100 et l'alcool à 90° qui sont les meilleurs fixateurs en l'espèce ; les fragments osseux y séjournent deux à trois jours.

Bien qu'on puisse fixer des os entiers, le procédé n'est pas recommandable : il est préférable de détacher des fragments avec une scie d'horloger sur l'os frais et de fixer ces fragments à part.

Le liquide de Bouin, les bichromates peuvent être employés ; le sublimé est à déconseiller.

Il y a un liquide à la fois fixateur et décalcifiant (liquide de Mayer) :

Solution aqueuse saturée d'acide picrique..................	100 cent. cubes.
Acide nitrique pur............	2 —

Mais, même avec ce liquide très recommandable, la fixation préalable donne toujours de plus belles images.

Sortant du fixateur, les fragments osseux sont placés dans un décalcificateur : le liquide de Mayer est un des meilleurs. On peut aussi utiliser les liquides suivants : l'acide formique au tiers en solution dans l'eau ; l'acide azotique à 5 p. 100 dans l'eau ; l'acide chlorhydrique à 10 p. 300 : ces liquides ne sont pas très bons ; l'acide chlorhydrique est détestable. Aussi, si l'on n'emploie pas le liquide de Mayer, on utilisera le liquide suivant :

Solution aqueuse à 0,50 p. 100 d'acide chromique.........	500 cent. cubes.
Acide nitrique pur............	10 —

Le liquide suivant :

Eau...........................	500 cent. cubes.
Sel marin.....................	5 grammes.
Acide nitrique pur............	20 cent. cubes.

ne peut convenir qu'après une fixation très prolongée dans l'alcool ou le formol (quinze jours au moins).

5. — CARTILAGE.

Le choix du fixateur est important, le cartilage se laissant difficilement pénétrer : on peut utiliser le formol, le liquide de Bouin ou encore le liquide de Spronck :

Acide chromique..............	0gr,5
Glycérine......................	25 cent. cubes.
Alcool à 60° (1)................	150 —

qui produit le minimum de rétraction et pénètre bien.

Laver deux heures à l'eau et congeler ; ou mieux, après lavage superficiel, utiliser l'alcool à 90°, l'alcool absolu. Inclusion dans la celloïdine.

Pour colorer, on utilisera avec avantage l'hématoxyline-éosine, ou mieux le procédé de Heidenhain (Voy. page 28).

6. — PANCRÉAS.

Le choix du fixateur est de la plus haute importance, les liquides en solution aqueuse laissant se continuer l'auto-digestion de l'organe (nous parlons des pièces d'autopsies) ; on doit rejeter pour ces raisons le formol, le sublimé, le Müller, et se servir d'alcool à 90° au moins ou absolu, changé tous les jours durant les trois premiers jours ; il convient aussi d'immerger les fragments dans une assez grande quantité de liquide et de les faire reposer sur un lit de ouate hydrophile placée au fond du flacon.

(1) Soixante-quatre volumes d'alcool absolu pour 36 volumes d'eau distillée.

L'inclusion à la celloïdine semble bien préférable à l'inclusion à la paraffine dans le cas particulier.

7. — TESTICULE.

Pour bien voir les détails de la structure cellulaire, il faut employer le formol à 10 p. 100, ou encore mieux le sublimé, acétique ou non.

On colore à l'hématoxyline d'Heidenhain (Voy. page 28), ou, à son défaut, on passe les coupes durant deux ou trois minutes dans :

Alun de fer....................	1 gramme.
Eau distillée....................	20 cent. cubes.

Filtrer.

On lave bien à l'eau.

On colore à l'hématoxyline ordinaire. On lave, puis on différencie dans la solution :

Acide formique................	2 cent. cubes.
Eau distillée....................	20 —

On lave bien. Alcool. Xylol. Baume.

8. — CAPSULES SURRÉNALES.

Les capsules surrénales renfermant beaucoup de graisse, il est presque nécessaire, si l'on pratique les coupes à la congélation, de recevoir ces dernières pendant cinq minutes dans l'alcool absolu, qui les débarrasse de la graisse. On peut alors faire agir les divers colorants.

L'hématoxyline d'Heidenhain, ou encore l'hématoxyline ordinaire, après action rapide d'une solution d'alun ferrique à 1 p. 20 suivie de lavage, puis décoloration relative par l'acide formique en solution aqueuse à 1 p. 10, donnent de très belles images (Voy. *Testicule*).

9 — GANGLIONS LYMPHATIQUES.

Formol à 5 ou 10 p. 100 ou liquide de Zenker, très bon.

Mêler :

Sublimé	50 grammes.
Eau distillée	500 —

(solution faite à chaud et refroidie) avec volume égal de liquide de Müller (Voy. page 8). Au moment de s'en servir, ajouter 3 p. 100 d'acide acétique cristallisable.

Fixer trois à six heures dans ce liquide à l'étuve à 37° ; laver deux heures à l'eau courante. Alcool iodé (un ou deux jours). Alcool absolu. Inclusion à la paraffine.

Après lavage à l'eau, on peut mettre vingt-quatre heures dans le formol à 10 p. 100 et couper à la congélation.

10. — RATE.

Le formol à 10 p. 100 est un bon liquide pour la rate, mais le sublimé acétique paraît être le fixateur de choix. Le fragment y séjourne vingt-quatre heures, puis est lavé à l'eau courante plusieurs heures. Inclusion à la paraffine ou couper à la congélation.

Les diverses méthodes colorantes, notamment le bleu de Unna, le Giemsa, l'hématoxyline-éosine-orange, le Van Gieson, peuvent être employées.

11. — REIN.

Pour les recherches fines d'histologie (bordure en brosse), il faut employer le liquide de Van Gehuchten-Sauer (Voy. page 14). Se servir de très petits fragments.

Au bout de trois heures, porter directement vingt-quatre heures dans l'alcool absolu.

Puis on agit ainsi (Rathery) :

1 heure	dans	1 partie de xylol avec 3 parties d'alcool absolu.
1	—	2 — 2 —
1	—	3 — 1 —
1	—	xylol pur (étuve à 37°).
1	—	3 parties de xylol et 1 partie de paraffine fusible à 40° (étuve à 37°).
2	—	2 parties de xylol et 2 parties de paraffine (étuve à 37°).

Deux heures dans 1 partie de xylol et 3 parties de paraffine (étuve à 42°).

Paraffine fusible à 40° pure (étuve à 45-46°).

Paraffine fusible à 54° pure (étuve à 56-58°).

Inclure. Laisser le refroidissement se faire de lui-même.

Ou mieux et plus simplement employer le procédé à l'huile de cèdre (Voy. page 22).

On colore les coupes à l'aide du procédé de Sauer :

Solution d'alun de fer à 1,5 p. 100 = une heure.

Lavage à l'eau.

Puis placer pendant au moins trois heures dans le mélange suivant :

Solution aqueuse à 0,5 p. 100 d'hématoxyline.............	100 cent. cubes.
Solution aqueuse de permanganate de potasse à 1 p. 100...	5 —

(préparer le mélange au moment de s'en servir).

Lavage douze heures à l'eau courante.

Solution d'alun de fer à 0,5 p. 100 jusqu'à décoloration de la bordure en brosse des tubes contournés et aspect bleuâtre plus ou moins foncé du protoplasma cellulaire.

Lavage à l'eau.

Passage rapide à l'alcool absolu.

Puis, jusqu'à coloration rouge franc de la bordure en brosse et violette du protoplasma :

Alcool absolu............... 15 cent. cubes.
Solution saturée de fuchsine *acide* dans l'eau distillée.. II à III gouttes.

Surveiller au microscope. Xylol. Baume ou résine Damar.

12. — CORPS THYROIDE.

Fixation au formol à 10 p. 100 ou encore à l'alcool à 90° : le formol de Bouin est recommandé. Les liquides chromiques et les sublimés donnent des précipités. Les liquides osmiques sont bons.

13. — MOELLE OSSEUSE.

Ayant isolé le fragment d'os, si l'on veut faire des frottis, rien n'est plus aisé ; mais, si l'on veut pratiquer des coupes, on agit ainsi (Josué) : on fixe l'os dans un étau et, avec une scie d'horloger, on le fend parallèlement à son axe sur deux lignes symétriques, jusqu'au contact du tissu médullaire. On sépare ensuite les deux moitiés avec un fort couteau, si le sciage n'a pas été complet. On fixe alors les rondelles du tissu dans le sublimé acétique, l'alcool absolu ou le Flemming.

Les colorations diverses indiquées à propos du sang sont recommandables.

Très souvent les frottis de moelle osseuse renferment beaucoup de graisse : aussi, après fixation de six à douze heures dans l'alcool absolu, est-il parfois nécessaire de passer sur les préparations un peu d'éther. Laver à l'alcool absolu, puis à l'eau. Colorer comme pour le sang.

14. — SANG.

Les procédés que nous allons exposer ont le grand avantage de permettre sur les frottis la coloration simultanée des granulations neutrophiles et basophiles, des plasmodies de la malaria, des piroplasmes, des trypanosomes, des corpuscules de l'anémie corpusculaire (1).

Ce sont d'excellentes méthodes très pratiques.

Nous décrirons successivement la méthode classique de Romanowsky, bien délaissée actuellement, et les méthodes bien plus pratiques qui en dérivent : procédé de Laveran modifié par Brumpt, procédés de Nocard, de Jenner, de Laporte, de Harlow. Enfin nous donnerons la méthode de Giemsa, utile aussi pour la coloration des éléments basophiles (matzellen et plasmazellen).

1° PROCÉDÉ DE ROMANOWSKY. — Il a été délaissé, car le colorant est peu maniable. On fixe par l'exposition à une chaleur de 110° des frottis pendant une heure. De suite alors, on plonge la préparation pendant deux heures au moins dans un mélange préparé au moment de s'en servir et formé de 2 parties de la solution suivante :

Solution aqueuse saturée de bleu de méthylène (Hœchst).

avec 5 parties de cette seconde solution :

Solution aqueuse à 1 p. 100 d'éosine à l'eau (Hœchst).

Ne pas filtrer le mélange colorant, bien qu'on y voit un précipité.

Laver à l'eau.

Sécher au papier-filtre. Monter au baume avec lamelle, ou mieux mettre directement l'huile à immersion sur le frottis.

Les résultats sont identiques à ceux du procédé suivant.

(1) LEFAS, *Arch. gén. de méd.*, 1905, p. 705.

2° Procédé de Laveran-Brumpt. — On se procure du *bleu Borrel* datant d'un mois au plus, ou on le prépare ainsi :

Dans un flacon jaune bouché, on verse 100 centimètres cubes d'une solution aqueuse à 1 p. 100 de nitrate d'argent dans l'eau distillée. On ajoute un peu d'une solution aqueuse de soude (1 centimètre cube environ) à 10 p. 100, de façon à avoir un précipité. On abandonne le flacon au repos, puis on décante : le fond qui renferme le dépôt est recouvert d'eau distillée. On laisse reposer de nouveau. On recommence ainsi deux ou trois fois, puis enfin, à la place d'eau distillée, on verse sur le dépôt 100 centimètres cubes d'une solution aqueuse à 1 p. 100 de bleu de méthylène officinal (Hœchst). On laisse en contact quinze jours. On filtre une fois pour toutes, et on conserve dans des flacons de verre jaune.

On fixe le sang à l'aide de l'alcool absolu durant dix à quinze minutes : on lave à l'eau, ou on laisse l'alcool s'évaporer entièrement. Alors on verse sur le frottis le mélange suivant :

Une goutte de bleu Borrel est mêlée dans un petit tube à XII ou XV gouttes d'une solution aqueuse dans l'eau distillée à 1 p. 4 000 d'éosine à l'eau (de Hœchst) conservée dans un flacon jaune. S'il se produit un précipité, c'est qu'il y a un peu d'éosine en excès.

Au bout de quinze minutes, on lave à l'eau ; on verse alors sur le frottis quelques gouttes de la solution d'orange-tanin (de Grübler) ou, à son défaut, de la solution suivante :

Solution aqueuse à 5 p. 100 de tanin	5à volumes égaux.
Solution aqueuse à 1 p. 100 d'orange G	

Au bout d'une demi-minute à une minute, on lave à l'eau. On sèche au papier-filtre. Huile de cèdre (sans lamelle). Immersion.

Les noyaux sont bleus, les plaquettes pourpres, les hématies roses, les granulations basophiles bleues, les neutrophiles violettes, les éosinophiles roses, les parasite bleus.

3° Procédé de Nocard. — Fixation durant dix à quinze minutes par l'alcool absolu, comme dans la méthode précédente.

Le mode de procéder pour colorer est identique du reste, au lieu et place du bleu Borrel ; mais on emploie un solution de *bleu-azur* phéniquée, que l'on prépare comme il suit et qui se conserve plusieurs mois sans altérations :

On broie dans un mortier en ajoutant peu à peu de l'eau distillée, 1 gramme de bleu-azur véritable et 0gr,50 d'acide phénique neigeux. On s'arrange de façon à avoir 100 centimètres cubes de mélange colorant ; on le laisse une semaine dans un flacon, puis on le filtre une fois pour toutes.

Mêmes résultats qu'avec le procédé de Laveran.

4° Procédé de Jenner. — Ce procédé est très en faveur aux États-Unis.

On n'a pas besoin de fixer au préalable : mais on peut fixer dix minutes à l'alcool absolu ; puis sécher.

On prépare la solution suivante :

Poudre de Jenner (Grübler)....	1 gramme.
Alcool *méthylique* absolu pur..	100 cent. cubes.

(Conserver dans un flacon bouché à l'émeri.)

On verse sur le frottis : on recouvre d'une clochette de verre. Au bout de trois minutes, on lave cinq à dix secondes à l'eau *distillée*.

La préparation a une teinte rose : elle est séchée à la flamme et montée au baume avec lamelle.

Les hématies sont terre cuite, les noyaux bleus, les granulations neutrophiles rouges, les basophiles violettes. Les parasites sont bleus.

Si l'on n'a pas de poudre de Jenner, on mélange 125 volumes de :

Éosine jaune à l'alcool (Grübler).	0gr,50
Alcool *méthylique* absolu pur..	100 cent. cubes.

avec 100 volumes de :

Bleu de méthylène (Grübler) ..	0gr,50
Alcool *méthylique* absolu pur..	100 cent. cubes.

Et on agit comme précédemment.

5° Procédé de Laporte. — On utilise deux solutions :

Poudre de Jenner (Grübler)....	1 gramme.
Alcool *méthylique* absolu pur..	150 cent. cubes.

(Ne pas filtrer.)

et :

Bleu polychrome de Unna (Grübler).....................	1 cent. cube.
Eau distillée..................	150 grammes.

On verse sur le frottis de sang, avec ou sans fixation préalable, V gouttes de la première solution ; puis une minute après, sans rien toucher, on ajoute X gouttes de la deuxième solution. Au bout de cinq minutes, on lave une minute à l'eau distillée, puis on passe rapidement dans l'eau acétifiée (I goutte d'acide pour L d'eau distillée). Laver à l'eau. Sécher à l'air ; ne pas sécher au papier-filtre.

Les globules rouges sont rose pâle, les noyaux carmin pourpre, les granulations basophiles bleues, les neutrophiles violettes, les éosinophiles rougecuivre, les protoplasmas bleu pâle, les parasites bleus.

6° PROCÉDÉ DE HARLOW. — On a deux solutions :

Éosine *à l'alcool*	1 gramme.
Alcool *méthylique* absolu	100 cent. cubes.

et :

Bleu de méthylène (Hoechst)	1 gramme.
Alcool *méthylique* absolu	100 cent. cubes.

On n'a pas besoin de fixer, ou bien employer l'alcool absolu.

La préparation de sang est recouverte de la solution d'éosine en quantité suffisante pour éviter le dessèchement de la solution sur la lame.

Au bout d'une minute, on enlève le trop-plein d'éosine, et on verse dessus la lame ou la lamelle moite d'éosine la solution de bleu : on laisse une à quatre minutes.

Laver à l'eau ordinaire.

Sécher au papier-filtre.

Les noyaux sont bleus ou bleu noir, les plaquettes pourpres, les hématies rouges, les granulations basophiles noires ou bleu pourpre, les neutrophiles violettes sur fond rouge, les éosinophiles roses ou rouges.

Excellente méthode, très simple et rapide; modification et simplification du procédé de Jenner.

7° PROCÉDÉ DE GIEMSA. — Fixer à l'alcool absolu durant dix à quinze minutes. Verser sur la préparation une fois sèche de la solution diluée de trois fois son volume d'eau : *Giemsa'slosüng f. die Romanowsky Farbung* (Grübler), et laisser agir quinze minutes.

Différencier avec l'orange-tanin (Grübler) durant une demi-minute à une minute.

Les noyaux sont bleus; les granulations basophiles sont merveilleusement nettes en bleu foncé ; les neutrophiles sont brunes, les éosinophiles roses.

8° Procédé de Giemsa-Laveran. — La lame de sang est fixée quinze minutes à l'alcool absolu. Colorer dix minutes dans :

Solution aqueuse à 1 p. 1000 d'éosine à l'eau AG (Hœchst).......	2	cent. cubes.
Eau distillée....................	8	—
Solution aqueuse à 1 p. 100 d'azur II (Hœchst)............	1	—

Laver à l'eau. Passer deux minutes dans une solution aqueuse à 5 p. 100 de tanin. Laver. Sécher.

IV. — TECHNIQUES SPÉCIALES A CERTAINS MICROBES OU PARASITES.

Nous ne parlerons pas ici de la coloration des plasmodies de la malaria, pour lesquelles on utilisera les méthodes décrites page 72, spécialement celles de Laveran, de Giemsa et de Nocard ; nous renvoyons également aux mêmes paragraphes pour la coloration des trypanosomes, des spirilles de la fièvre récurrente. Nous exposerons ici la technique générale de coloration du pus, spécialement au point de vue de la recherche du gonocoque, du bacille de la diphtérie, des teignes, du bacille de la tuberculose, de l'actinomyces, des spirochètes de la syphilis.

1. — EXAMEN DU PUS. COLORATION DES GONOCOQUES ET DES MICROBES PYOGÈNES.

Une gouttelette de pus peu volumineuse est déposée sur l'extrémité d'une lame de verre porte-objet; puis, avec le bord d'une lamelle couvre-objet (préalablement usé sur un morceau de bois pour le rendre uni) ou d'une carte de visite de bristol, on pratique la striation de la gouttelette et son étalement sur la lame.

Laisser sécher à l'air libre.

On ne fixera pas à la chaleur, mais par l'action de l'alcool absolu, que l'on fait agir durant dix à quinze minutes.

On lave à l'eau distillée.

On colore alors avec une des solutions suivantes :

Bleu de Lœffler :

Solution alcoolique saturée de bleu de méthylène..........	30 cent. cubes.
Solution aqueuse à 0gr,01 de potasse caustique....	100 —

Bleu phéniqué de Kühne :

Bleu de méthylène............	2 grammes.
Alcool absolu.................	10 cent. cubes.

Faire dissoudre ; triturer dans un mortier avec 100 grammes d'une solution aqueuse d'acide phénique à 3 p. 100, que l'on ajoute goutte à goutte ; filtrer après dissolution.

Violet de Gram-Kühne :

Krystal-violet...	1 gramme.
Alcool absolu..	10 cent. cubes.
Eau distillée....................	90 —

Après dissolution, ajouter 100 centimètres cubes d'une solution aqueuse à 1 p. 100 de carbonate d'ammoniaque.

Toutes ces solutions doivent être filtrées au moment de l'emploi : on colore deux à cinq minutes ; on lave à l'eau ; on décolore relativement à l'alcool absolu ou avec une solution aqueuse de tanin à 2 p. 100 durant quelques secondes. Passer rapidement à l'eau : sécher au papier-filtre ; ne pas employer de lamelle, mais l'huile à immersion directement sur la préparation.

Ces méthodes sont bonnes, mais elles ont un inconvénient : les globules de pus présentent une surcharge colorante de leur protoplasma qui nuit spécialement dans la recherche des gonocoques inclus dans le corps cellulaire. Aussi est-il infiniment préférable d'utiliser une des méthodes décrites page 72 pour la coloration du sang, spécialement celles de Nocard, de Giemsa ou encore de Laveran : on a ainsi de fort belles images, délicates, se conservant longtemps colorées.

La plupart des microbes pyogènes (streptocoques, staphylocoques, pneumocoques) restent colorés après la méthode de Gram ; d'autres (coli, gonocoques) se décolorent par cette méthode. Aussi y a-t-il intérêt à savoir la pratiquer comme moyen de contrôle, spécialement en ce qui concerne le gonocoque.

Méthode de Gram. — Fixer à l'alcool absolu, comme il a été dit plus haut.

Colorer durant trois minutes avec la solution suivante :

Solution alcoolique saturée de violet de gentiane..........	5 cent. cubes.
Eau d'aniline..................	100 —

L'eau d'aniline se prépare en agitant quelques minutes quelques gouttes d'huile d'aniline dans un flacon à demi plein d'eau. L'émulsion qui en résulte est filtrée sur papier-filtre. Cette eau d'aniline ne se conserve pas.

Laver rapidement à l'eau. Faire agir durant une demi à une minute la solution suivante, renouvelée jusqu'à ce que la préparation soit noirâtre :

Iode..........................	1 gramme.
Iodure de potassium..........	2 grammes.
Eau distillée..................	300 cent. cubes.

Ne guère dépasser une demi-minute pour le gonocoque. Laver rapidement à l'eau. Décolorer par l'alcool absolu. Colorer une à trois minutes par une solution aqueuse à 1 p. 100 d'éosine à l'eau, ou mieux par :

Vésuvine (Grübler)	5 grammes.
Eau distillée	100 cent. cubes.

Laver rapidement à l'eau. Sécher au papier-filtre.

Si on a employé l'éosine seule, sur un fond rose se voient les microbes qui prennent le Gram, colorés en violet noir. Si on a utilisé la vésuvine, les microbes qui prennent le Gram sont violet noir; les globules de pus ont un noyau brun foncé et un protoplasma brun jaune clair; les microbes qui ne prennent pas le Gram, tels que le gonocoque, sont colorés en brun foncé.

Procédé de Nicolle. — C'est une modification de la méthode de Gram utile à connaître :

Fixer vingt minutes à l'alcool absolu-éther (parties égales).

Colorer six secondes avec :

Solution saturée de violet de gentiane dans l'alcool absolu.	10 cent. cubes.
Eau phéniquée à 1 p. 100......	100 —

Puis jeter le colorant et, sans laver, verser :

Iode..........................	1 gramme.
Iodure de potassium...........	2 grammes.
Eau distillée...................	200 cent. cubes.

durant six secondes, en renouvelant une fois. Décolorer par l'alcool absolu additionné de un tiers d'acétone.

Laver. Examiner dans l'eau ou sécher. Baume.

2. — RECHERCHE DU BACILLE DE LA DIPHTÉRIE.

Les frottis pratiqués sur lame avec la fausse membrane, préalablement séchée superficiellement avec le papier-filtre, seront fixés dix à quinze minutes à l'alcool absolu. Laver à l'eau. Colorer par le bleu Lœffler (Voy. page 79) ou mieux par le bleu de Roux :

Solution aqueuse à 1 p. 100 de violet-dahlia	1 volume.
Solution aqueuse à 1 p. 100 de vert de méthyle	3 volumes.
Eau distillée. Q. S. pour obtenir une belle couleur bleue.	

Colorer cinq minutes. Laver à l'eau. Sécher au papier-filtre.

Le bacille de Lœffler prend énergiquement le Gram.

Les méthodes de Laveran (Voy. page 73) et de Nocard (Voy. page 74) donnent de très belles images.

3. — RECHERCHE DU BACILLE DE LA TUBERCULOSE.

Enduire des lamelles à l'aide d'un peu de particule purulente des crachats prélevés avec une aiguille stérilisée à la flamme et refroidie. Les laisser sécher spontanément à l'air libre. Passer trois fois (le côté enduit en l'air) la lamelle dans la flamme d'une lampe à alcool ou d'un bec Bunsen.

Déposer la préparation (la face enduite en bas) dans une capsule de platine renfermant un peu de liquide de Ziehl, qui se prépare ainsi :

Fuchsine *basique* (ou rubine)	1 gramme.
Acide phénique liquide pur	6 cent. cubes.
Alcool à 90°	10 —
Eau distillée	90 —

Placer l'alcool, le phénol et la fuchsine dans une éprouvette graduée de 100 centimètres cubes, et agiter avec une baguette de verre jusqu'à dissolution. Ajouter alors l'eau. Attendre au lendemain et filtrer.

Le mélange doit être rouge très foncé, si la fuchsine est de bonne qualité (R. Wurtz).

On chauffe deux ou trois fois la capsule jusqu'à ce qu'il se produise un commencement d'ébullition. Laver la lamelle à l'eau, puis la mettre dans :

Eau..................................	3 parties.
Acide sulfurique pur........	1 volume.

A défaut d'acide sulfurique, employer l'acide nitrique. La préparation devient jaune.

Laver à l'eau : si la préparation est encore trop rouge, la remettre un peu dans l'eau acidifiée. Le fond doit être rose pâle.

Laisser sécher. Monter sur une lame dans le baume de Canada.

On peut aussi colorer trente minutes à froid la lamelle dans le Ziehl ; décolorer comme précédemment (Wurtz).

Comme décolorant, on peut aussi employer :

Chlorhydrate d'aniline.........	2 grammes.
Eau..............................	100 cent. cubes.

Séjour : une à cinq secondes.

A défaut de décolorant, on pourrait, à la rigueur, se servir d'eau bouillante.

Si l'on veut colorer le fond de la préparation en bleu, après décoloration et lavage, on laisse agir à froid une minute une solution aqueuse saturée de bleu de méthylène. Laver. Sécher. Monter.

Procédé de Hauser. — Hauser a indiqué un procédé de décoloration moins brutal que les acides minéraux forts ; on utilise une solution au dixième d'acide lactique pur dans l'eau. Elle convient spécialement pour les coupes, chauffées dans le Ziehl à deux ou trois reprises sans bouillir. L'acide tartrique en solution aqueuse à 1 p. 50 donne également de très beaux résultats.

PROCÉDÉ DE FRŒNKEL POUR LES COUPES. — Le procédé de B. Frœnkel est excellent pour les coupes : celles-ci séjournent vingt-quatre heures dans :

Eau d'aniline.............	āā volumes égaux.
Solution alcoolique saturée de fuchsine basique.....	

Puis laver à l'eau et mettre une minute ou deux dans la solution de Frœnkel :

Acide nitrique pur.............	20 cent. cubes.
Eau distillée...................	30 —
Alcool à 90°.	50 —
Solution aqueuse saturée de bleu de méthylène...............	66 —

Laver à l'eau. Monter dans l'eau ou bien sécher, alcool absolu (rapidement), xylol, baume. Les bacilles sont rouges ; le reste est bleu.

PROCÉDÉ DE LETULLE POUR LES COUPES. — Colorer une minute à l'hématoxyline. Laver à l'eau.

Colorer quinze minutes par le liquide de Ziehl à froid. Laver rapidement à l'eau :

Alcool absolu....................	30 secondes.

Puis durant cinq minutes :

Vert d'iode....................	1 gramme.
Eau phéniquée à 2 p. 100......	100 cent. cubes.

Décolorer à l'alcool absolu.

Essence de girofle. Xylol. Baume. Lamelle.

Le fond est gris-lilas, les noyaux sont violets, les bacilles sont rouge foncé.

PROCÉDÉ DE KÜHNE POUR LES COUPES. — On pratique au début comme dans le procédé précédent, mais après le Ziehl, laver rapidement à l'eau, puis faire agir cinq secondes une solution aqueuse à 2 p. 100 de chlorhydrate d'aniline.

Décolorer à l'alcool absolu.

Essence de girofle. Xylol. Baume. Lamelle.

4. — RECHERCHE DE L'ACTINOMYCES.

On peut (Lemière et Bécue) laver le grain dans l'éther, puis le déposer quelques minutes dans une solution aqueuse de soude à 10 p. 100, puis de là quinze minutes dans une solution aqueuse à 5 p. 100 d'éosine à l'eau; enfin dans une solution concentrée d'acétate de potasse. Écraser alors entre lame et lamelle : les massues sont rouges ou jaunes.

Ou bien encore (Dor) déposer les grains dans la solution aqueuse de potasse caustique à 30 p. 100, durant cinq minutes; laver à l'eau; picro-carmin ou un carmin quelconque durant dix minutes. Écraser entre lame et lamelle : les massues sont orangées ou roses.

Pour colorer le mycélium, utiliser après la potasse ou la soude, comme plus haut, suivie de lavage à l'eau, la méthode de Gram (Voy. page 80) : les filaments sont bleus ou noirs. On peut ensuite colorer en double avec l'éosine à 1 p. 100 dans l'eau.

5. — ASPERGILLOSES.

Fixer le frottis durant dix minutes par l'alcool absolu; s'il s'agit d'expectoration, pratiquer les frottis avec les parties vertes.

Laver à l'eau.

Colorer une heure par la safranine en solution aqueuse saturée.

Décolorer au besoin à l'alcool absolu.

Sinon laver à l'eau. Alcool absolu. Xylol. Baume. Lamelle.

Le mycélium et les spores sont rouge orangé clair.

6. — RECHERCHE DE LA TEIGNE.

On arrache quelques cheveux cassés au voisinage de la plaque. On en place un ou deux sur une lamelle porte-objet, et on dépose sur eux une goutte de la solution suivante :

Potasse caustique..............	1 gramme.
Eau distillée....................	40 cent. cubes.

Filtrer.

On recouvre d'une lamelle couvre-objet.

On chauffe avec précaution à la flamme d'une lampe à alcool jusqu'à ce que la première bulle de l'ébullition se dégage ; on retire aussitôt.

On examine avec l'oculaire 2 ou 3 et l'objectif 4 ou 5 (Leitz-Verick). Pas d'éclairage Abbé.

Les spores brillantes sont nettement visibles ; les contours des cheveux sont estompés et jaunâtres. En chauffant encore, ils deviennent invisibles.

S'il s'agit de teigne des ongles, on examine de même la râclure obtenue avec un canif ou un scalpel ; s'il s'agit de teigne des parties glabres, on racle les squames du bourrelet périphérique de la lésion.

7. — RECHERCHE DES SPIROCHÈTES DE LA SYPHILIS.

Deux cas peuvent se présenter : ou bien il s'agit soit de frottis de sang, soit de raclage d'une lésion étalé sur lame, comme il a été dit à propos de l'examen du pus et des microbes pyogènes; ou bien on désire colorer les parasites dans les coupes de tissus.

a. **Dans les frottis.** — En utilisant le liquide de Giemsa (*Giemsa'slösung* de Grübler), on peut agir de l'une des façons suivantes :

1° Dans le premier cas, après fixation d'une demi-heure à l'alcool absolu, on colore durant vingt heures avec la solution suivante :

Eau distillée................	20 cent. cubes.
Liquide de Giemsa	XXXV gouttes.

Laver à l'eau distillée. Sécher au papier-filtre. Examiner à l'immersion sans lamelle.

2° On peut encore employer le procédé suivant, plus rapide et aussi bon :

Fixer à l'alcool absolu dix à trente minutes.

Colorer une bonne heure dans la solution suivante :

Eau distillée..................	20 cent. cubes.
Solution aqueuse à 1 p. 1 000 de carbonate de potasse........	X gouttes.
Liquide de Giemsa............	XX —

Faire le mélange au moment de l'utiliser.

Laver à l'eau distillée. Sécher au papier-filtre. Examiner sans lamelle à l'immersion.

Le liquide de Giemsa peut être préparé au laboratoire, en mêlant :

Bleu-azur II-éosine............	3 grammes.
Bleu-azur II...................	0gr,8
Glycérine.....................	250 cent. cubes.
Alcool *méthylique* à 60°.......	250 grammes.

Dissoudre bien les couleurs dans l'alcool; ensuite ajouter la glycérine.

3° On peut aussi colorer les spirochètes avec la solution simple de bleu-azur :

Fixer trente minutes dans l'alcool absolu.

Laisser agir durant douze à seize heures la solution colorante suivante :

Bleu-azur (véritable)...............	1 gramme.
Eau distillée........................	1 litre.

Laver alors à l'eau distillée. Sécher au papier-filtre. Examiner à l'immersion sans lamelle.

Dans les trois procédés précédents, le *Spirochete pallida* est rouge clair ou bleu rouge ; les leucocytes sont rouge foncé.

Il existe encore d'autres procédés.

Procédé rapide. — Fixer trente minutes à l'alcool absolu. Mordancer dix minutes avec le liquide de Rossi :

Acide phénique liquide........	50 cent. cubes.
Tanin.........................	40 grammes.
Eau distillée..................	100 cent. cubes.
Fuchsine *basique*.............	2gr,50
Alcool absolu	100 cent. cubes.

Dissoudre le tanin dans l'eau, la fuchsine dans l'alcool ; mêler : ajouter l'acide phénique.

Laver à l'eau distillée. Sécher au papier-filtre.

Colorer alors durant un quart d'heure avec :

Solution alcoolique saturée de violet de gentiane...........	10 cent. cubes.
Acide phénique liquide........	5 —
Eau distillée....................	100 —

Laver à l'eau distillée ; sécher au papier-filtre. Examiner sans lamelle (Proca et Vasilescu).

Le *Spirochete pallida* est violet.

Procédé C. Davidson. — Fixer dix minutes à l'alcool absolu.

Colorer trente à soixante minutes avec :

Krystal-violet (Rextra de Mupheimer Farbenfabrik)	A saturation.
Eau distillée	100 cent. cubes.

Filtrer avant l'emploi.

Laver à l'eau distillée. Sécher au papier-filtre.

Examiner sans lamelle.

Le *spirochète* est violet.

Procédé Heixheimer-Huber. — Fixer dix minutes à l'alcool absolu.

Colorer seize à vingt-quatre heures dans :

Bleu de Nil (ou de Capri)...........	1 gramme.
Eau distillée.........................	1 litre.

Filtrer avant emploi.

Laver à l'eau distillée. Sécher au papier-filtre.

Procédé Simonelli-Bandi. — Dissoudre d'une part 1 gramme d'éosine à l'eau dans 1 litre d'eau distillée ; d'autre part, 1 gramme de méthylène dans 1 litre d'eau distillée. Mêler et laisser reposer une semaine.

Filtrer. Le dépôt est lavé à l'eau distillée, séché à l'air et dissous à saturation dans l'alcool méthylique absolu pur.

Pour colorer, sans fixer, faire agir le colorant dix secondes ; laver très rapidement à l'eau distillée. Sécher au papier-filtre. Pas de lamelle.

Coloration des cils (Schaudinn). — Fixer à l'alcool absolu vingt minutes. Sécher.

Verser sur la préparation le bain mordant suivant :

Solution de tanin (tanin, 20 gr. ; eau distillée, 80 gr.).........	10 cent. cubes.
Solution aqueuse saturée à froid de sulfate de fer	5 —
Solution saturée de fuchsine *basique* dans l'alcool absolu.....	1 —

Laisser agir une demi-minute à une minute, en chauffant très légèrement à la flamme.

Laver à l'eau distillée, puis à l'alcool à 75°.

Colorer enfin avec une solution saturée de fuchsine *basique* dissoute dans l'eau d'aniline et additionnée de quelques gouttes d'une solution aqueuse à 1 p. 100 de soude caustique, jusqu'à ce que la préparation commence à présenter l'aspect opalescent. Laver à l'eau distillée. Sécher au papier-filtre.

b. **Dans les coupes.** — PROCÉDÉ DE VOLPINO. — Fixer le matériel à l'alcool absolu. Inclure à la paraffine.

Les coupes doivent être très minces, d'environ 5 μ d'épaisseur.

On les fait passer durant vingt-quatre heures dans :

Nitrate d'argent	0 gr,5
Eau distillée	100 cent. cubes.

Bien laver à l'eau distillée.

Plonger durant quinze minutes les coupes dans la solution suivante (Van Ermenghen) :

Acide gallique	5 grammes.
Tanin	3 —
Acétate de soude fondu	10 —
Eau distillée	350 cent. cubes.

Les coupes y jaunissent.

Bien laver à l'eau distillée.

Mettre alors les coupes dans la solution argentique précédente, jusqu'à ce qu'elles aient acquis une teinte jaune brunâtre.

Laver à l'eau distillée.

Alcool absolu. Xylol. Baume. Lamelle.

Le *Spirochete pallida* est coloré en noir; les

épithéliums et les leucocytes sont en jaune foncé.

Procédé de Levaditi. — *Première manière.* — Fixer dans le formol à 10 p. 100.

Durcir dans l'alcool absolu.

Laver cinq minutes à l'eau distillée.

Mettre les fragments dans :

Nitrate d'argent...............	1gr,50
Eau distillée..................	100 cent. cubes.

durant trois jours à l'étuve à 38°.

De là les fragments passent pour vingt-quatre heures à la température ordinaire dans :

Acide pyrogallique............	4 grammes.
Formol pur....................	5 cent. cubes.
Eau distillée.................	100 —

Lavage à l'eau distillée. Alcool absolu. Inclusion à la paraffine.

Les coupes sont colorées par le liquide de Giemsa pur; différencier avec l'alcool absolu additionné de volume égal d'essence de girofle.

Alcool absolu. Essence de bergamote. Xylol. Baume. Lamelle.

Mêmes résultats que dans le procédé précédent.

Procédé amélioré (1). — Fragments de 1 à 2 millimètres de côté, fixés vingt-quatre à quarante-huit heures dans le formol à 10 p. 100.

Séjour de douze à seize heures dans l'alcool absolu.

Lavage à l'eau distillée jusqu'à ce que les pièces tombent au fond du cristallisoir.

Imprégnation dans la solution de nitrate d'argent à 1 p. 100, à laquelle on ajoute, au moment de l'emploi, 10 p. 100 de pyridine (Cogit) dans des

(1) *Bull. Soc. Biol.*, 1906, p. 134.

flacons à l'émeri contenant une assez grande quantité du liquide et maintenus deux ou trois heures à la température ordinaire, puis quatre à six heures à l'étuve à 50°.

Lavage très rapide dans la pyridine en solution aqueuse à 10 p. 100.

Réduction dans une solution à 4 p. 100 d'acide pyrogallique, à laquelle on ajoute, au moment de l'emploi, 10 p. 100 d'acétone purifiée (56-58°) et 15 p. 100 (du volume total) de pyridine.

Au bout de trois à quatre heures, retirer les pièces : déshydrater à l'alcool absolu et inclure à la paraffine. Colorer les coupes au bleu de Unna ou au bleu de toluidine en solution aqueuse à 2 p. 100; différencier à l'alcool absolu ou à l'éther-glycérine de Unna (Grübler). Cette coloration du fond en bleu n'est pas nécessaire, mais permet de préciser les rapports des spirochètes avec les éléments cellulaires.

Les *spirochètes* sont noirs.

8. — COLORATION DES BACILLES TYPHIQUES DANS LES COUPES D'ORGANES.

Sur les frottis, toutes les méthodes colorantes sont bonnes; le bacille d'Éberth ne prend pas le Gram.

Mais, sur les coupes d'organes, il n'en est pas de même, étant donné précisément ce fait que les microbes ne gardent pas le Gram; leur recherche dans les sections d'organes est très malaisée.

Aussi P. Foà conseille-t-il, en ce qui concerne spécialement l'intestin, les ganglions, la rate, de fixer dans son liquide spécial :

Sublimé	2 grammes.
Liquide de Müller	100 cent. cubes.

Laver à l'eau. Achever de durcir dans le formol à 10 p. 100 et couper à la congélation. Ou bien achever de durcir dans l'alcool et inclure à la paraffine.

Les coupes sont colorées alors dans le mélange de vert de méthyle et de pyronine indiqué par Pappenheim (1) :

Solution saturée aqueuse de vert de méthyle (Grübler)..........	3 à 4 volumes.
Pyronine......................	1 à 2 —

Laisser colorer cinq minutes.

Les bacilles se colorent en rouge intense et se détachent ainsi sur les éléments lymphatiques et autres colorés en violet ou bleuâtre.

La fixation à l'alcool (ou au Zenker) sans liquide de Foà donne des images bien moins claires.

Ces préparations se conservent peu, mais elles offrent de précieux avantages au point de vue des constatations cliniques.

9. — RECHERCHE DES CORPS DE NEGRI DANS LA RAGE.

Méthode de Fasoti. — La méthode indiquée par Fasoti est la suivante :

Les fragments minces de bulbe sont fixés dans le liquide de Zenker :

Liquide de Müller............	Q. S
Sublimé......................	Saturer à froid.

(Filtrer.)

ou mieux dans le liquide de Foà, ou encore dans le sublimé acétique ou non, dans le liquide de Renaut, durant vingt-quatre ou quarante-huit

(1) *Virchow's Archiv.*, 1899. Bd. CLIX, p. 50.

heures, et lavés superficiellement. Couper à la congélation. Au besoin, passage des coupes par l'alcool iodé, s'il y a des précipités.

Colorer les coupes durant cinq à dix minutes dans une solution d'éosine à 0gr,50 p. 100 légèrement chauffée ; laver à l'eau.

Différencier à teinte rosée par un séjour dans la solution suivante :

Solution aqueuse à 1 p. 100 de soude caustique	IV à V gouttes.
Alcool à 90°	50 cent. cubes.

Laver à l'eau.

Recolorer avec :

Bleu de méthylène	0gr,25
Eau distillée	100 cent. cubes.

jusqu'à teinte violet clair des coupes.

Laver durant une à deux minutes à l'alcool à 50°. Alcool absolu. Xylol. Baume.

Les corps de Negri offrent des teintes variant du rouge violet au rouge franc intense.

TABLE DES MATIÈRES

7666-06. — Corbeil. Imprimerie Ed. Crété.

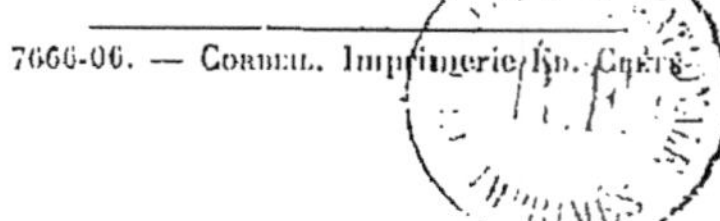

www.ingramcontent.com/pod-product-compliance
Ingram Content Group UK Ltd.
Pitfield, Milton Keynes, MK11 3LW, UK
UKHW020400230726
13925UKWH00003B/1203